ビジュアル版

ゆがみを直す整体学

西洋医学でもない
東洋医学でもない
整体学という第3の医学

整体・健昴会代表 宮川眞人

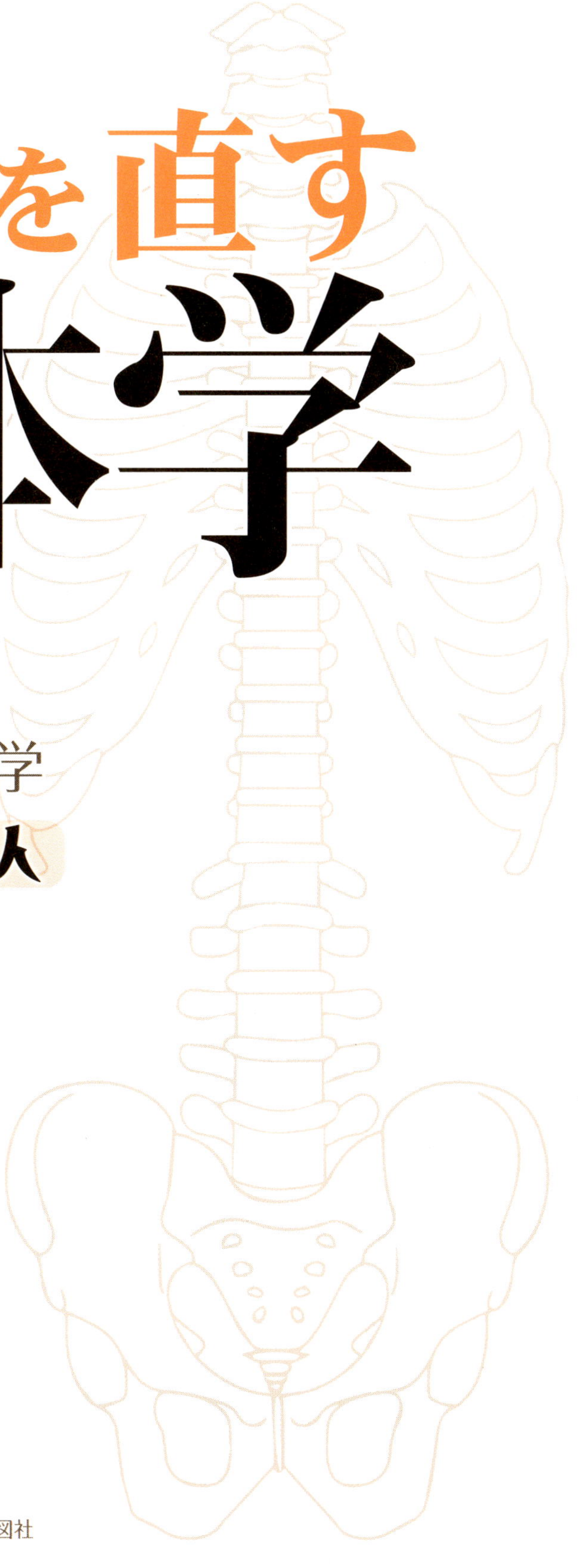

彩図社

はじめに

体のゆがみというと、皆さんはどのようなイメージを抱かれるでしょうか。目や鼻や口や顔のゆがみ、肩の高さの左右差、背骨の側弯、脚の長さの左右差、歩き方の不自然さ、等々でしょうか。

女性にとっては、このような容姿に関することは重大な問題であることは事実でしょう。肥満や太りやすいというのも、実は体のゆがみと関係があるのですが、単に容姿にとどまらず、**体のゆがみは、それを放っておくと、ある種の大きな病気にまでつながっていく**というのが、整体指導の現場で、長年、人の体を見てきた私の結論です。

世の中には、「これを食べれば健康になる」とか、「この運動をすれば痩せる」とか、「ここをマッサージすると良い」とか、栄養学的なものや、運動学的なもので人の健康や美容を語っているものが非常に多いと思います。

しかしながら、そうやっていくら食物や運動に気をつけていても、脳卒中や癌や心臓病の病気になったり、または、痩せなかったりするのは、一体どうしてか、ということなのです。

自分の体のゆがみというものを放っておいて、いくら、食べものに制限を加えたり、体に良いと言われる高価な物を食べたり、または、薬を飲んだり有酸素運動をしても、そして、瞑想や気の精神世界に健康な体を求めても、歪んだ体は歪んだままなのではないでしょうか。

歪んだままだから、病院で切ったり取ったりしても、また同じ症状が繰り返されるのだと私は思います。

こう言うと、皆さんはお考えになるでしょう。

「一体、体のゆがみって何なの？」

「自分の体にゆがみがあることは気づいているが、体のゆがみって、どうして起こるの？」

「肥満と体のゆがみって、どうして関係があるの？」

「自分で、体のゆがみは直せるの？」

これらは素朴な疑問だと思うのですが、その素朴な疑問に答えるものがあれば、皆さんは、色々な方法論に振り回されないで済みます。それに答えようとした試みが本書なのです。しかし、この体のゆがみという問題には、今まで誰も言っていなかった事柄が関わっています。

それは肩胛骨と股関節の動きです。

体のゆがみの道筋を考え、その修正を行なう上で、とても重要なポイントが、肩胛骨と股関節なのです。そしてまた、肩胛骨と腎臓と股関節の連動性（繋がり合い）です。

肩胛骨と腎臓と股関節とは繋がっていると言うと、皆さんは驚かれるかもしれませんが、本書では、その、肩胛骨と腎臓と股関節の繋がり合いという事柄にウエイトを置いて話を進めてゆきたいと思います。

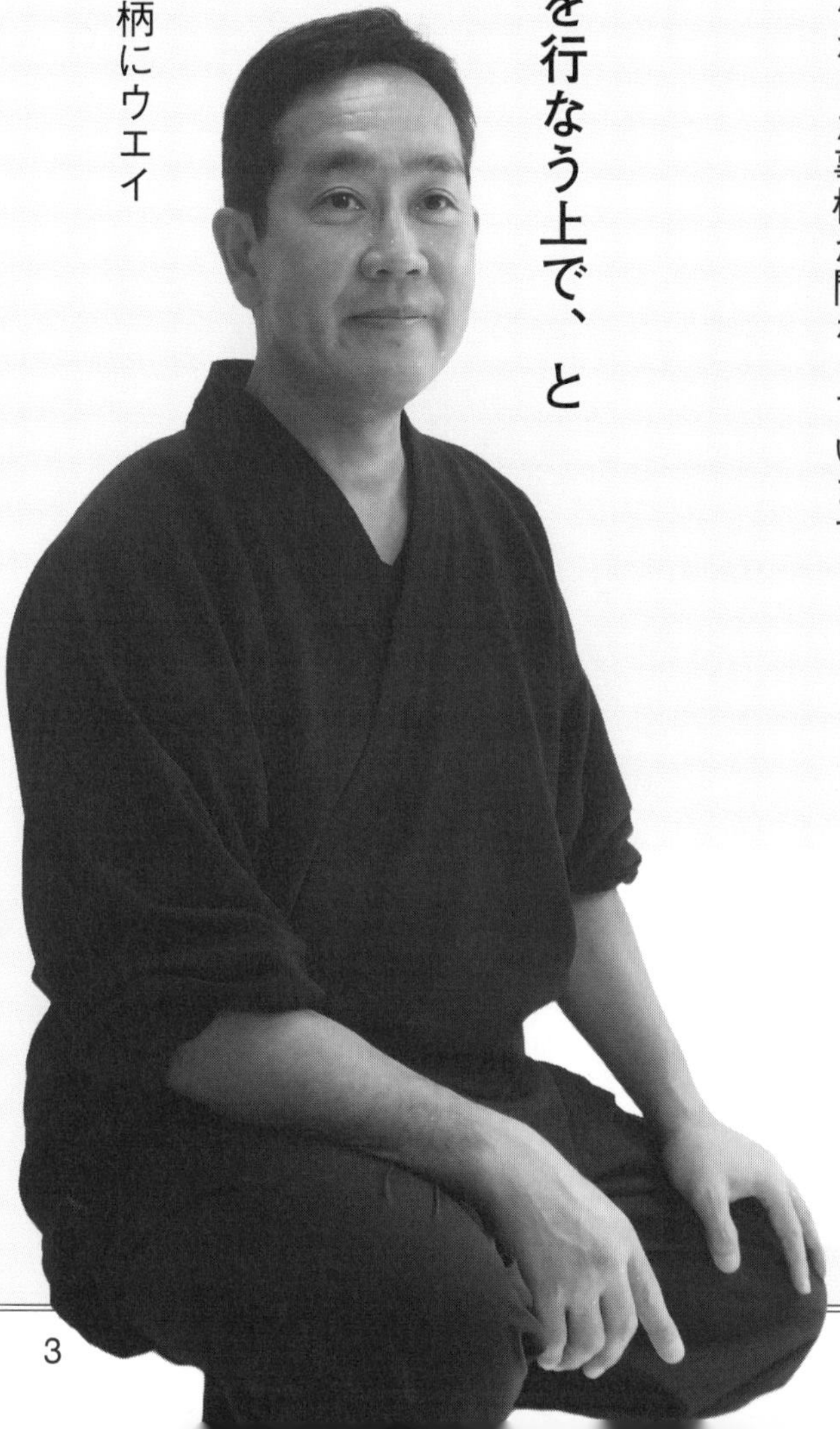

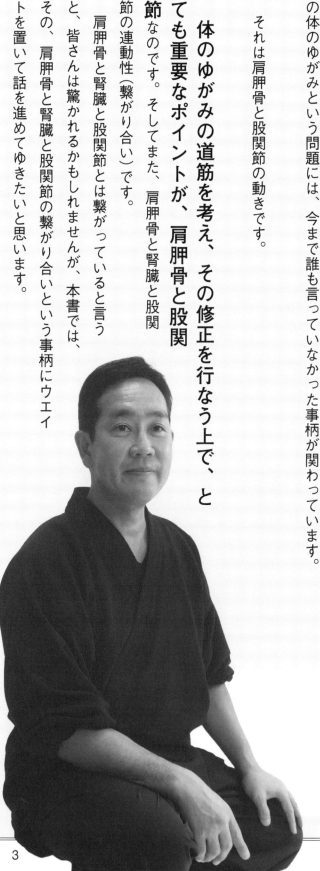

宮川整体／整体・健昴会代表

宮川眞人（みやがわ・まこと）

1962（昭和37）年東京・新宿区生まれ。
早稲田大学第二文学部東洋文化専修卒業。
「身体論の構築と、自らの実践による証明」はライフワーク。
その研究の一環として、1998年、整体の施術所を東京・代々木八幡に開設。

もくじ

3章　部位別のゆがみを解消する　55

4章　ゆがみを直し病気を遠ざける　67

ご注意

本書の内容は、あくまでも、整体を生業としてきた個人的な経験の積み重ねから生まれたもので、病態の人の体を整体学的に見たときに、体のゆがみとどのような関連性があるかを考察したものです。

読者の皆さんにも分かりやすくするため、本書の中で専門的な病名をどうしても使わざるを得ませんが、病気についての西洋医学的な判断は専門機関に委ねなければなりません。

この本に書かれている内容は、整体学の体の見方である〈体の連動性〉に基づいた見解であるということにご注意ください。

また、本書には、体のゆがみを直すための整体体操を多数掲載していますが、身体が歪み、硬くなってしまっている人には、すぐにモデルさんのような形に近づけることは難しいというのは承知の上です。

それでも、日々継続して形をなるべく近づけるように努力するだけでも確実に体は変化してゆくはずです。続ける努力があれば徐々にできるようになって、ゆがみも取れてくることが実感できるはずです。

最初は無理をせず、できる形からじっくり取り組むことが肝要です。最初から「できない」と放棄せず、継続する努力が大事なのです。その先には、必ず新しい自分の体が見えてくるはずです。

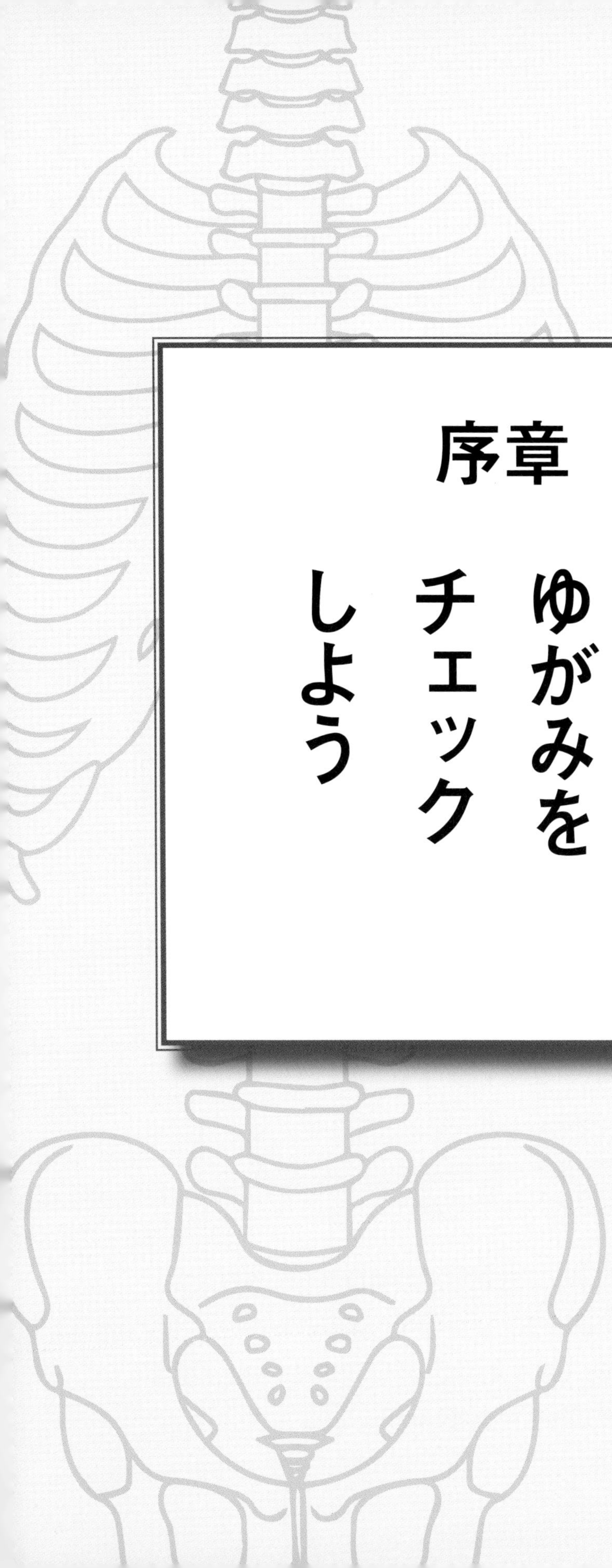

序章

体のゆがみをチェックしよう

あなたの体歪んでいませんか？

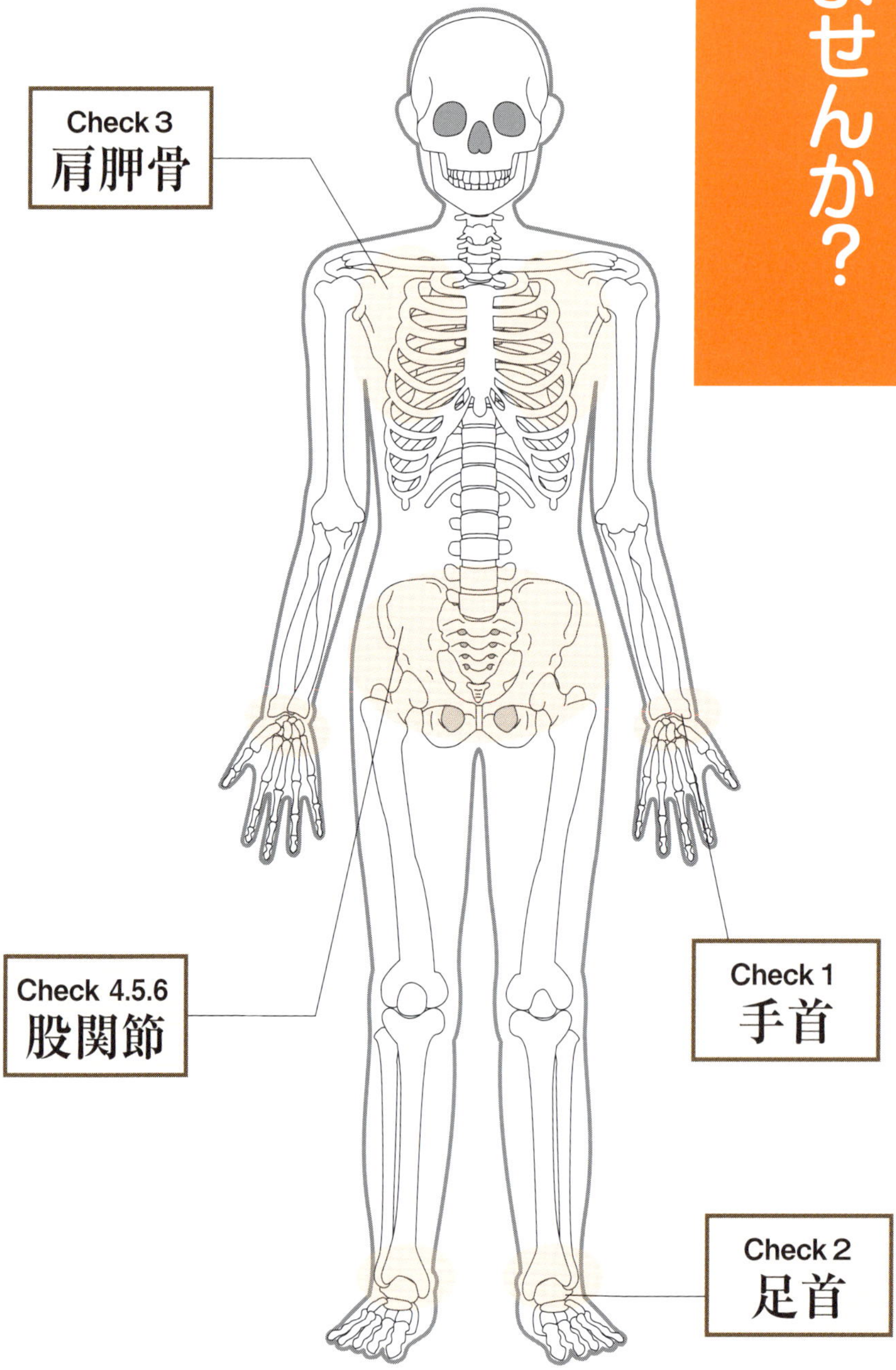

体のゆがみは、肩胛骨、股関節、手首と足首の伸び具合に表れます。
まず、簡単な体操で、自分の体をチェックしましょう。
次ページ以降のチェック項目（A・B・C・D）の中から自分が当てはまるものを選び、○を付けてみてください。

Check 1

左右の手首を後ろに90度反らす（背屈させる）ことができるでしょうか？

・手首

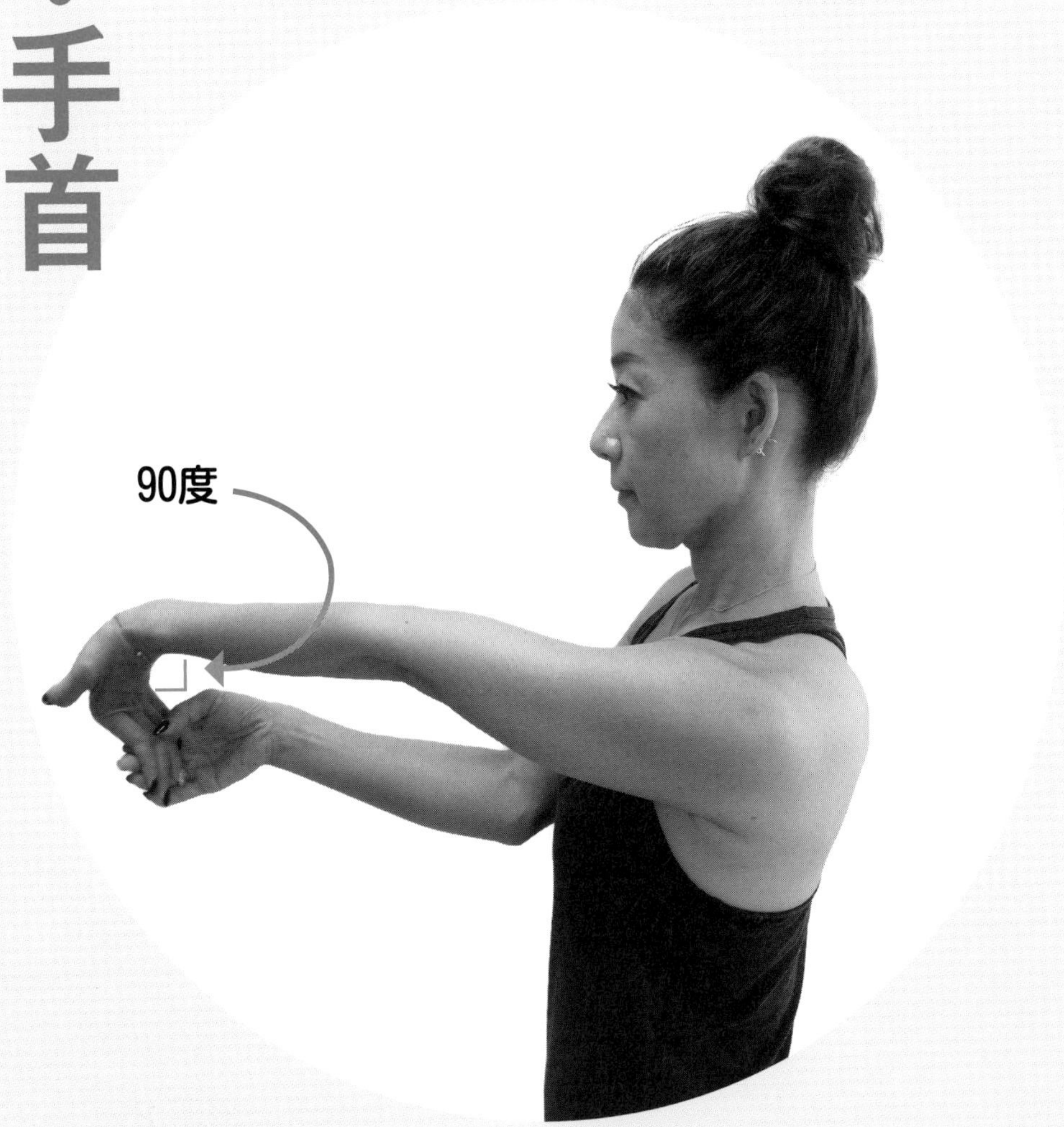

A・90度に両手を反らすことができる

B・片方の手は90度に反らすことができるが、片方の手はできない

C・両手とも90度に反らすことができない

Check

2 和式のトイレに座るポーズで、踵《かかと》が床に着くでしょうか？

・足首

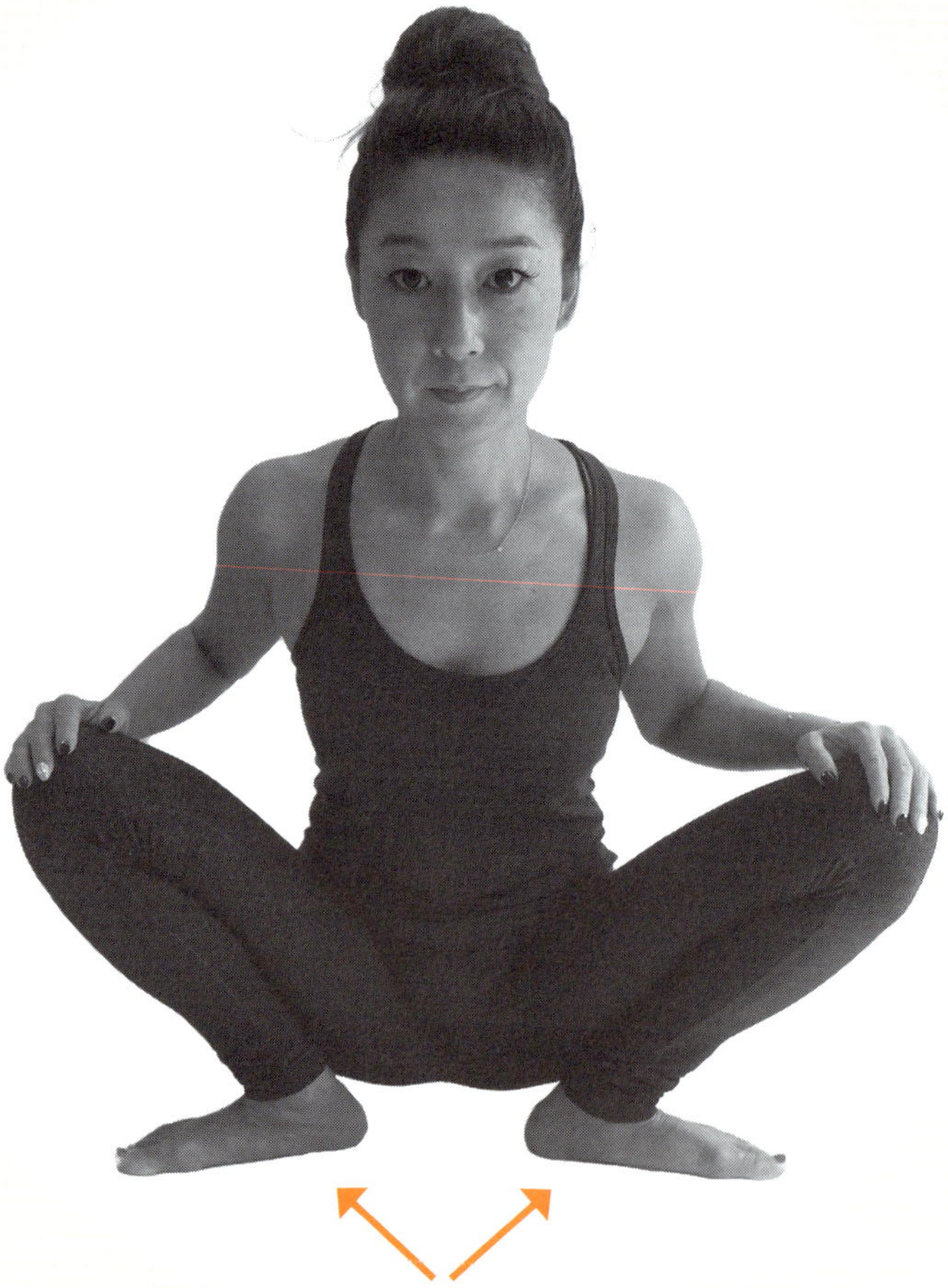

A・楽にポーズを取れて、踵は床に着く

B・片方の足の踵は床に着くが、片方の足の踵が床から離れてしまう

C・両方の足の踵が床に着かず、座ろうとすると後ろに倒れてしまう

Check 3 後ろで手を組むことができるでしょうか？

・肩胛骨

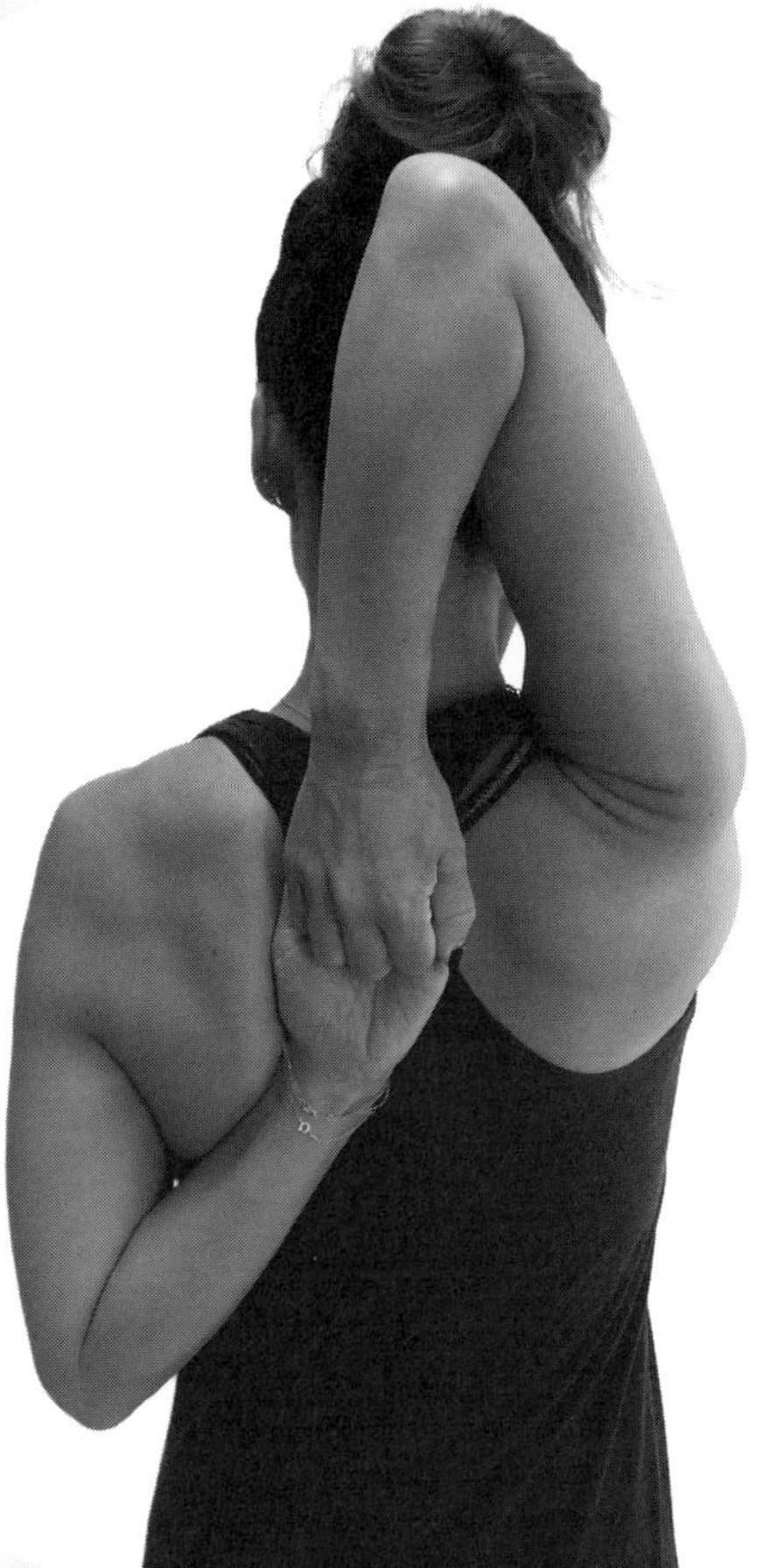

A・両方の手が後ろで組める。さらに、脇に力を入れると肩胛骨を浮かすことが意識的にできる

B・右手を下から、左手は上から組めるが、その逆ができない

C・左手を下から、右手は上から組めるが、その逆ができない

D・両方の手が組めない

Check

4 開脚して、体を前に倒すことができるでしょうか？

股関節

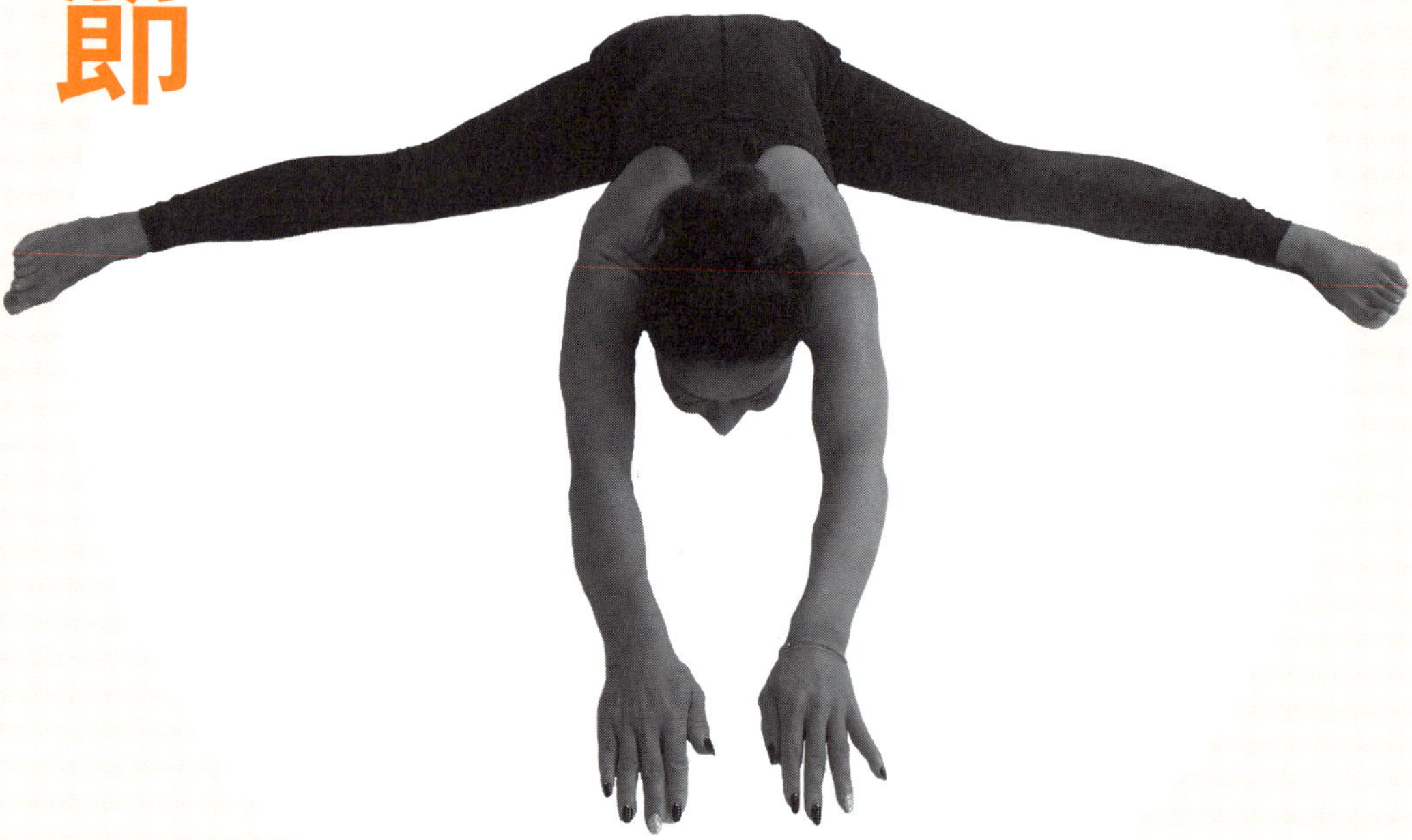

A・膝は真っ直ぐで、90度以上股を広げ、さらに腰を真っ直ぐにして前屈することができる

B・膝を真っ直ぐにして、股を90度以上広げることができる

C・股は広がるが、両膝、もしくは、片方の膝が内側、または、外側に向いてしまう

D・股が60度以上ほとんど広がらない

Check 5 合《がつ》せきのポーズをとり、そこから前屈ができるでしょうか？

・股関節

合せきのポーズ

座って両膝を曲げ、両足裏を合わせ、さらに踵を股に近づける

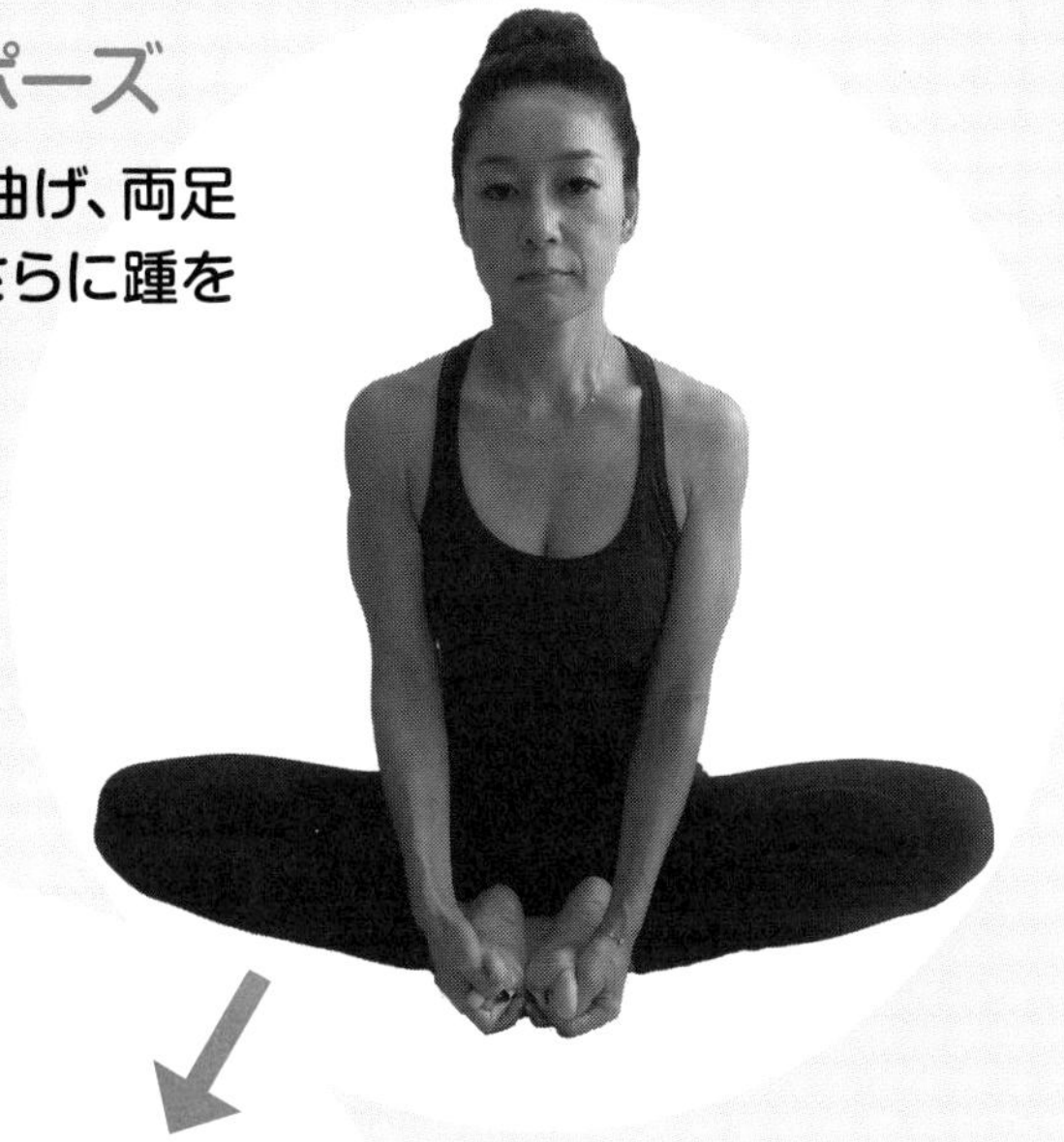

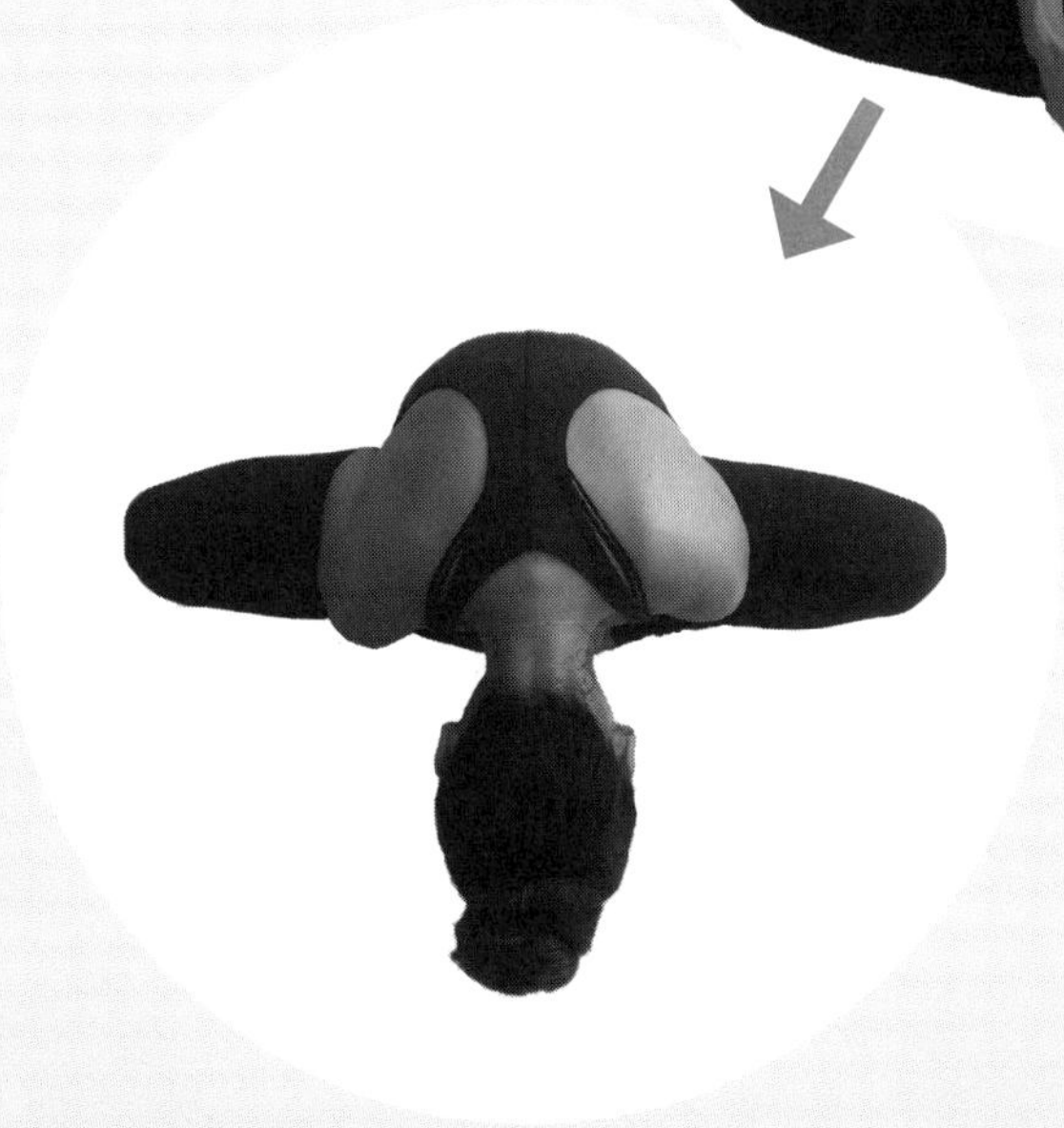

A・両膝が床について、さらに、お腹が踵に着くように前屈できる

B・左の膝が、右の膝より上に上がってしまう

C・右の膝が、左の膝より上に上がってしまう

Check

6 ハードル跳び越しのポーズをとり、そこから前屈ができるでしょうか？

股関節

ハードル跳び越しのポーズ

ハードルを跳び越すときのように前に出した片脚は真っ直ぐに、反対の脚は90度に曲げる

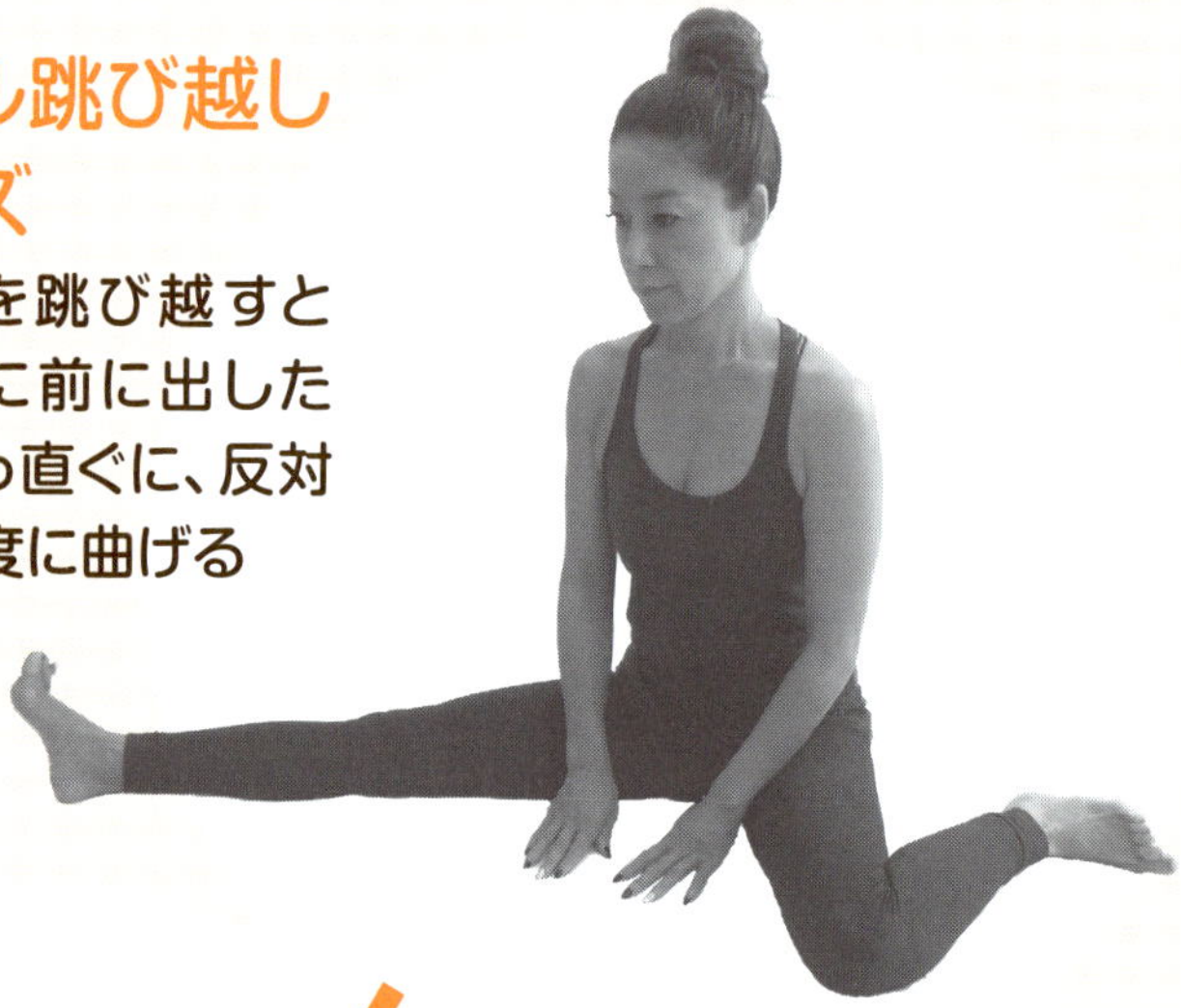

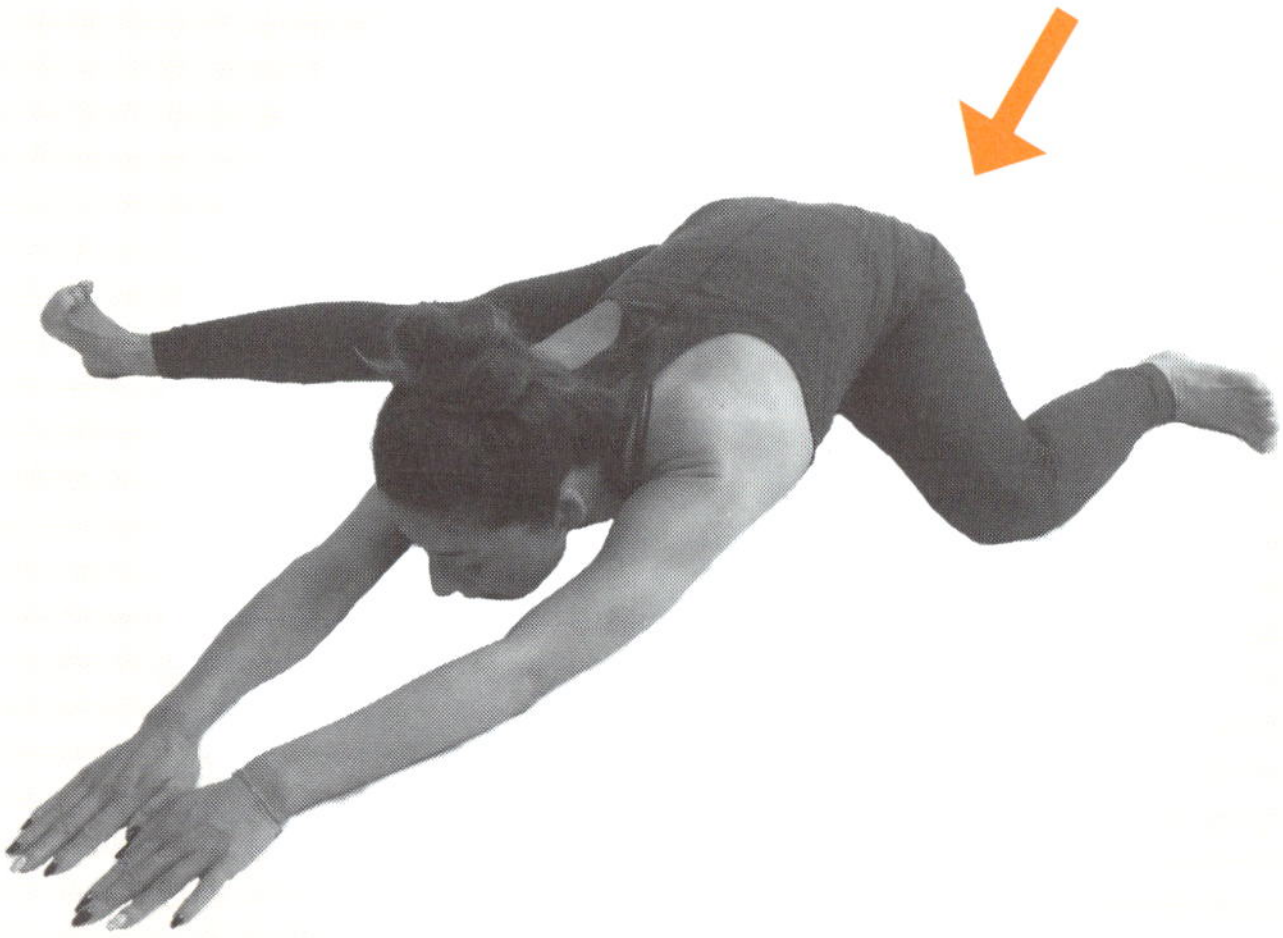

A・右脚を前に出した場合も、左脚を前に出した場合も、両方のポーズができて、体を前に倒すことができる

B・左脚を前に出すポーズは容易だが、反対の、右脚を前に出したポーズはしづらい

C・右脚を前に出すポーズは容易だが、反対の、左脚を前に出したポーズはしづらい

D・両方が全くできない

診断結果

さて、いかがだったでしょうか。集計してみてください。

チェックの数	ゆがみのレベル
Aが５つ以上	体は歪んでいません。 とても良い体です。
AとBが 合わせて４つ以上	体のゆがみはほとんど形づいていません。
CとDが 合わせて３つ以上	かなり体が歪んできています。 要注意です。
Dが４つ以上	体にゆがみが形づいています。 体に問題が出る可能性があります。

なぜ、体のゆがみは手首や足首、そして、腕の伸びや内股の伸びに表れるのでしょうか。

それは本文で詳しく述べていきたいと思います。

さて、これまでご紹介してきた動きは、チェックのポーズでもありますが、ゆがみを直す体操でもあります。

Dが４つの人でも、継続して少しずつおやりになれば、必ず、良い結果が出るでしょう。

ぜひ、行なってみてください。

本書に登場する主な骨と側線

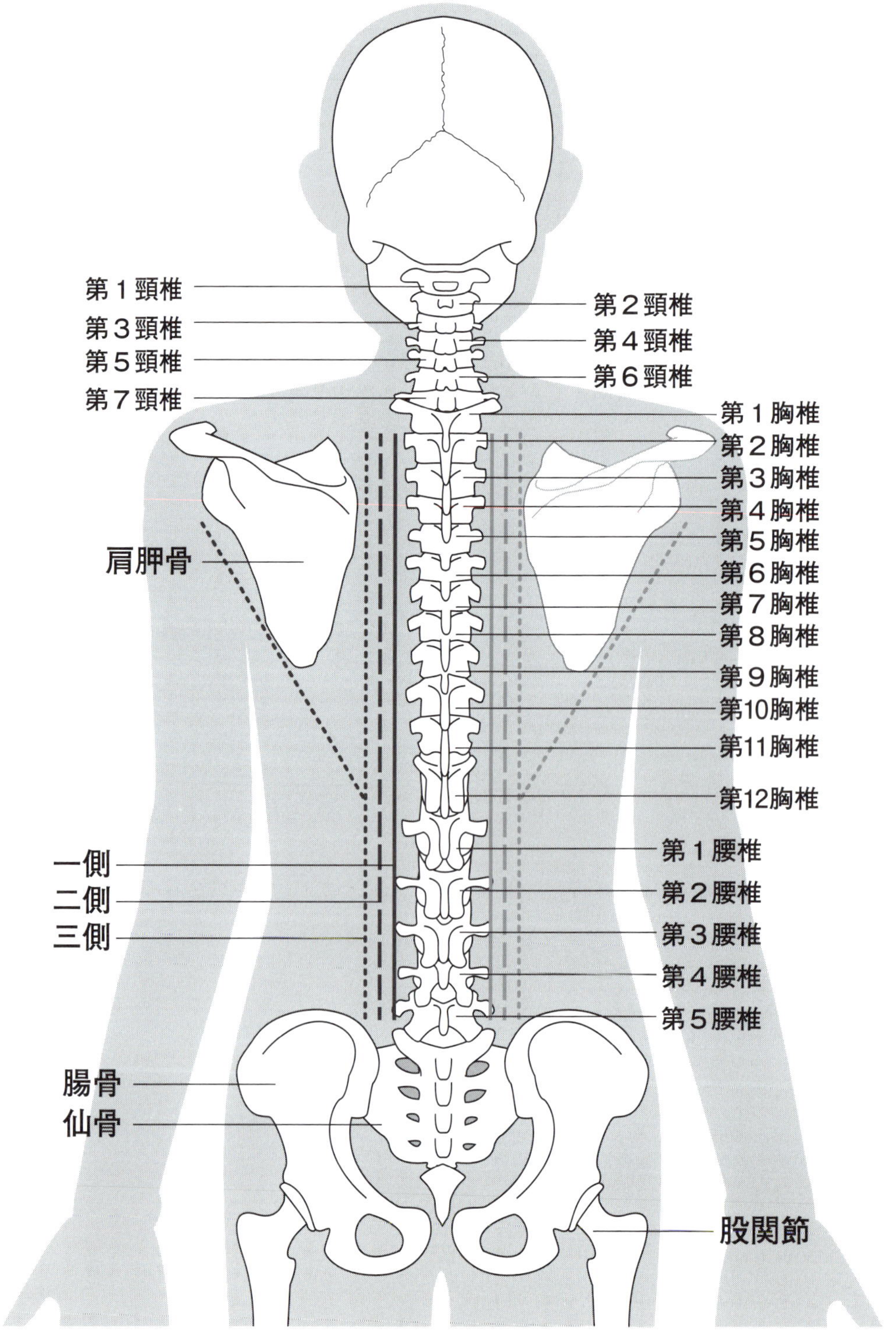

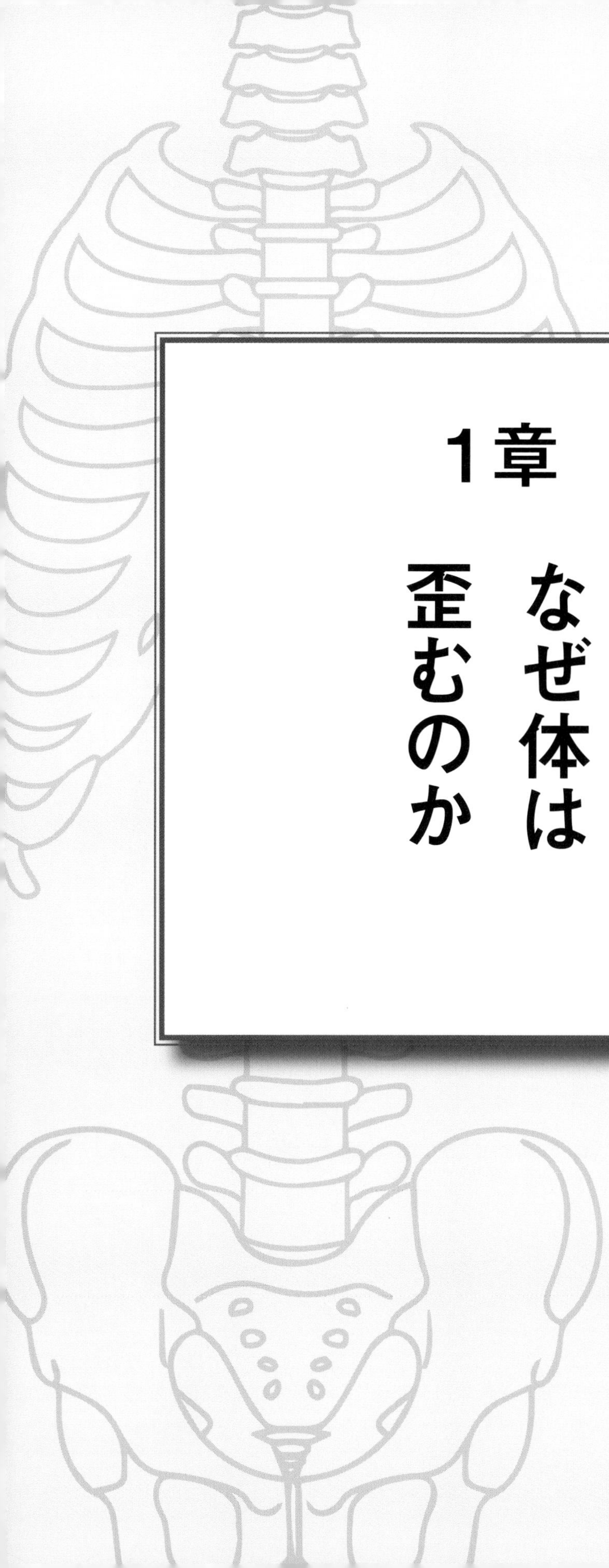

1章 なぜ体は歪むのか

1. ゆがみの原因は 肝臓と腎臓の疲労

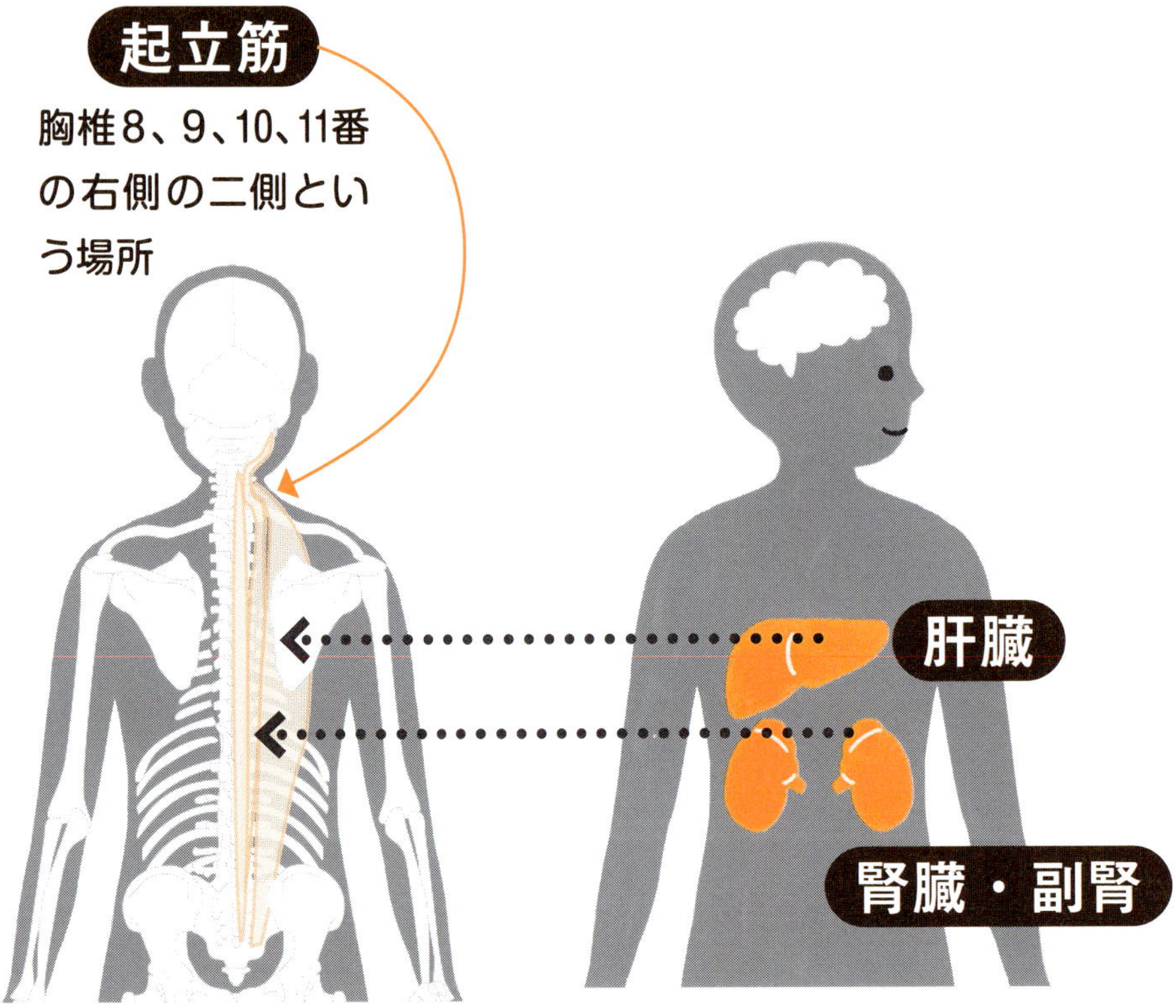

[起立筋と肝臓・腎臓は連携している]

体が歪む原因とは何か？

私は、整体師として20年間、多くの人の体をみてきました。そしてようやくゆがみの理由に辿りついたのです。それは「肝臓」と「腎臓（及び副腎）」の疲労が体を歪ませる、というものです。

体の捻れが最も顕著に表れる場所が、背中の右側の「起立筋」と呼ばれるところです。

起立筋はその側に肝臓と腎臓、副腎が配置されています。

この**肝臓と腎臓の過労が起立筋の硬直を引き起こし、体**

2. 人の体は「左向き」に歪む

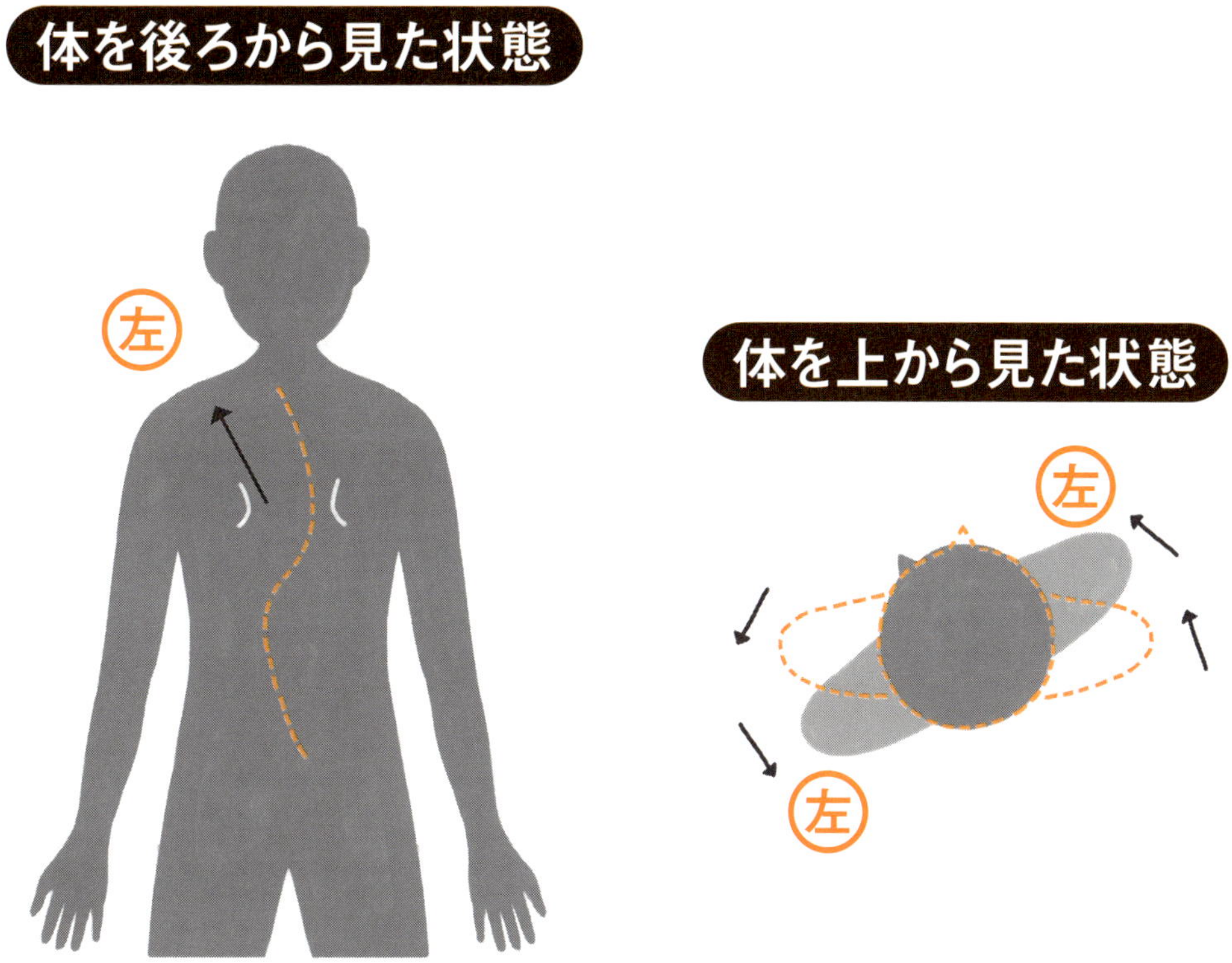

［これは右利きの人も左利きの人も関係ない］

を歪ませる要因となります。

反対に、起立筋の硬直が肝臓と腎臓に影響を与えることもあります。

ゆがみには法則がある！

人の体は、天井から見た場合、**左にうねって回転し、歪む傾向・法則があります。**

陸上競技のトラック競争でも左回りが常用されていますね。

これは、右利き左利きに関係なく、人は皆、右脚で蹴り（推進力）、左脚で方向を決める（舵を取る）という、体の法則を持っているからです。

つまり、右脚は左脚より強く、緊張傾向は体の右にあり、左脚は右脚より弱く、**弛緩傾向は体の左にある**ということになります。

3. 生活習慣によって歪むわけではない

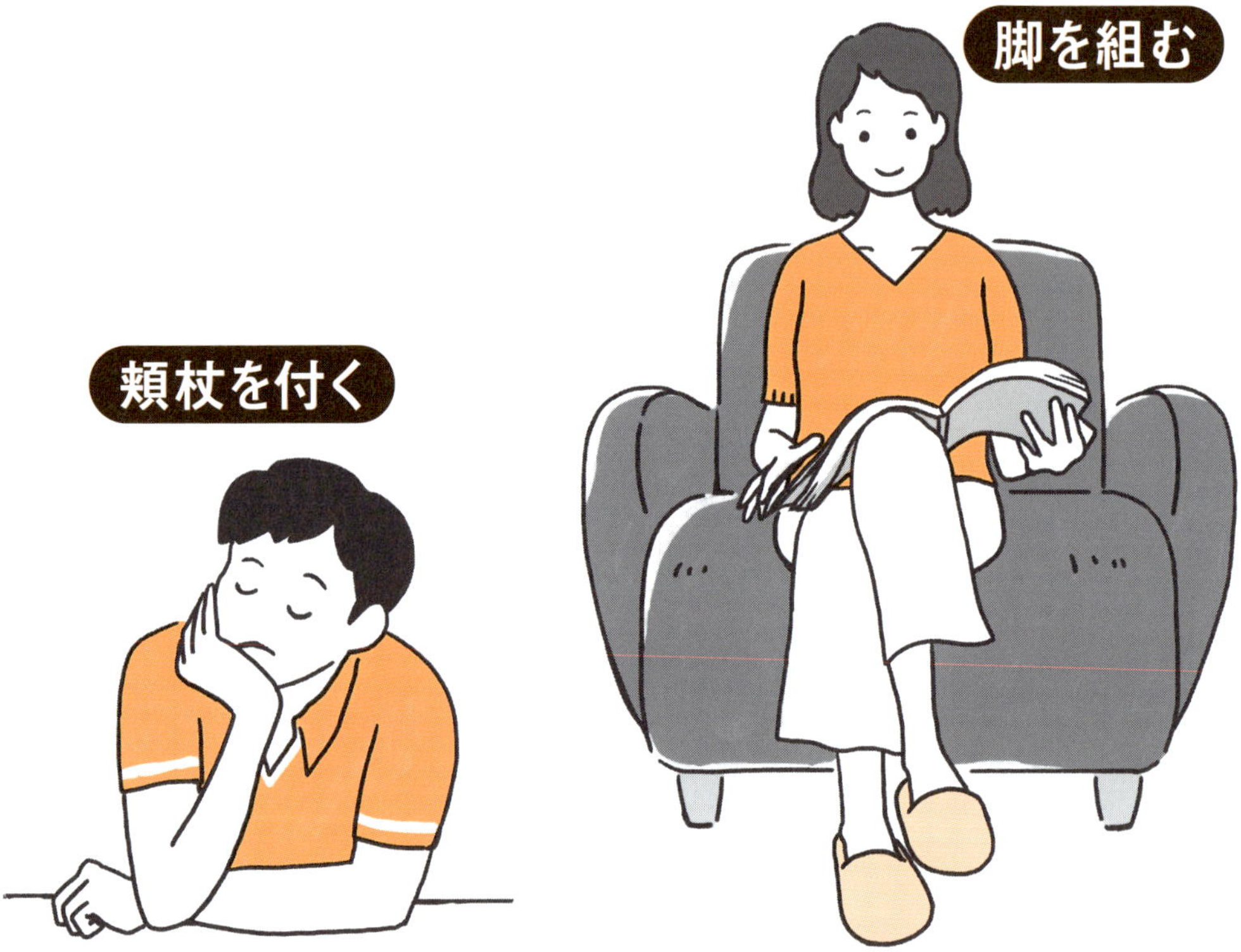

[これらは歪んだ体がバランスをとろうとしている]

歪んでいるから脚を組んでしまう

多くの方は脚を組んだり、頬杖を付いたり、片方の側でものを噛む癖があるといった、生活習慣が原因でゆがみが出てくるとお思いのようです。

ですが、それは反対です。

体が歪むとされている生活習慣を行なうから体が歪むのではなく、肝臓と腎臓の過労の結果、**体が歪んでしまうために、脚を組んだり、片方の側で常に荷物を持つなどしてバランスをとらなければならなくなる**のです。

ですから、ゆがみを直すためには、それらの生活習慣を直すよりも、もっと根本的なところにアプローチしていくことが重要です。

4. ゆがみは病気の原因となる

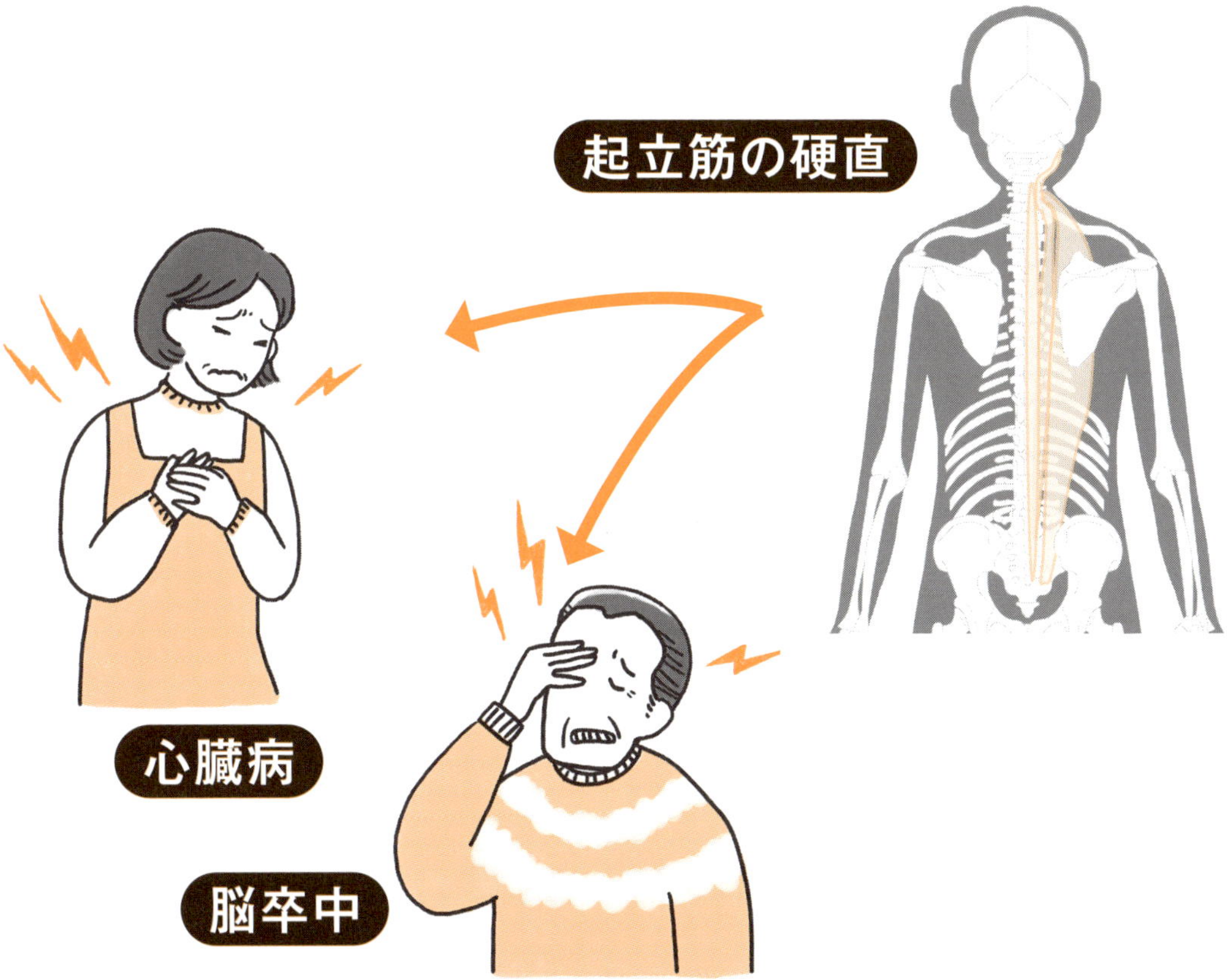

[ゆがみを放っておくことはキケン]

ゆがみが病気を引き起こす

体が決まってくる20歳過ぎの大人の場合は、体の内部の筋膜の捻れが生じてきます。

整体学では、この**捻れが病気をもたらす**と考えます。病気を、心や体の使い方を少し誤った結果が現れるものにすぎないと考えるのです。

実際に、何らかの病症を持つ体は、基本的に必ずこのゆがみがあり、通常、筋膜の硬直や弛緩というものの変化に病気特有な共通項が表れます。

例えば、大きな病気である癌や心臓病や脳卒中、そして、すべての病気の体は、起立筋が硬直を起こしています。

捻れゆがみを放っておくのは危険なことなのです。

ゆがみを更に観察する

ゆがみの中心は胸椎10、11番

さて、それでは、体の捻れゆがみの中心点を、起立筋（胸椎8、9、10、11番）と大まかには考えることができることは分かっていただけたと思いますので、さらに細かく観察してみましょう。

すると、**胸椎10番、11番こそが、体の捻りを司っている**場所であることが分かります。

なぜかと言うと、体には、5つの動きがあって、その動きを背中の椎骨に対応させてみたときに、体全体の捻りの中心点は胸椎10、11番にあるからです。

ちょっと難しくなるかもしれませんが、できるだけ分かりやすく説明いたします。

ゆがみの中心である胸椎の10、11番

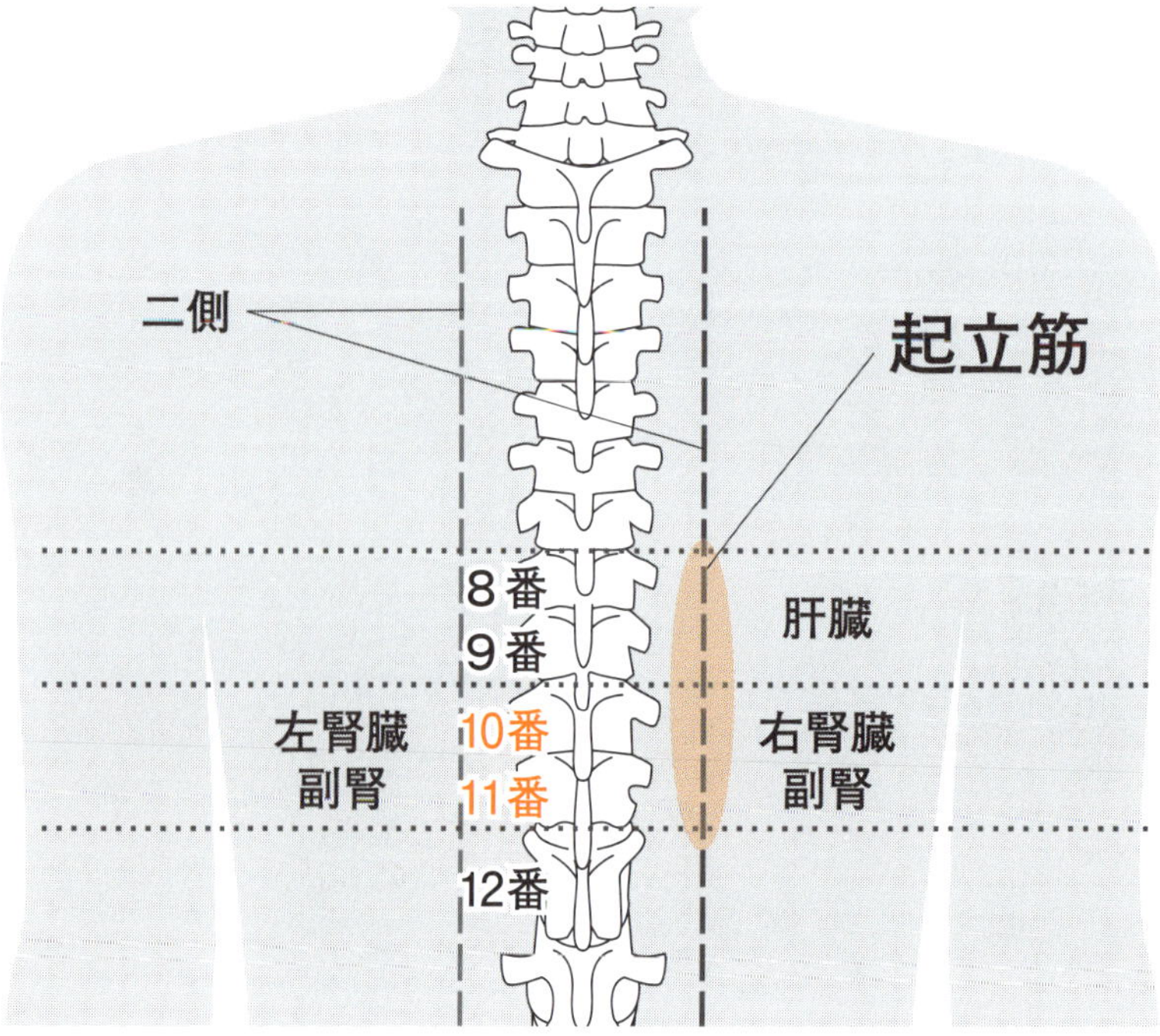

人の体には5つの動きがある

人の体の動きは次の通りです。

1・反り
2・側屈
3・捻り
4・脚の開閉
5・前屈

この5つの動きのミックスが、人の体の動きなのです。

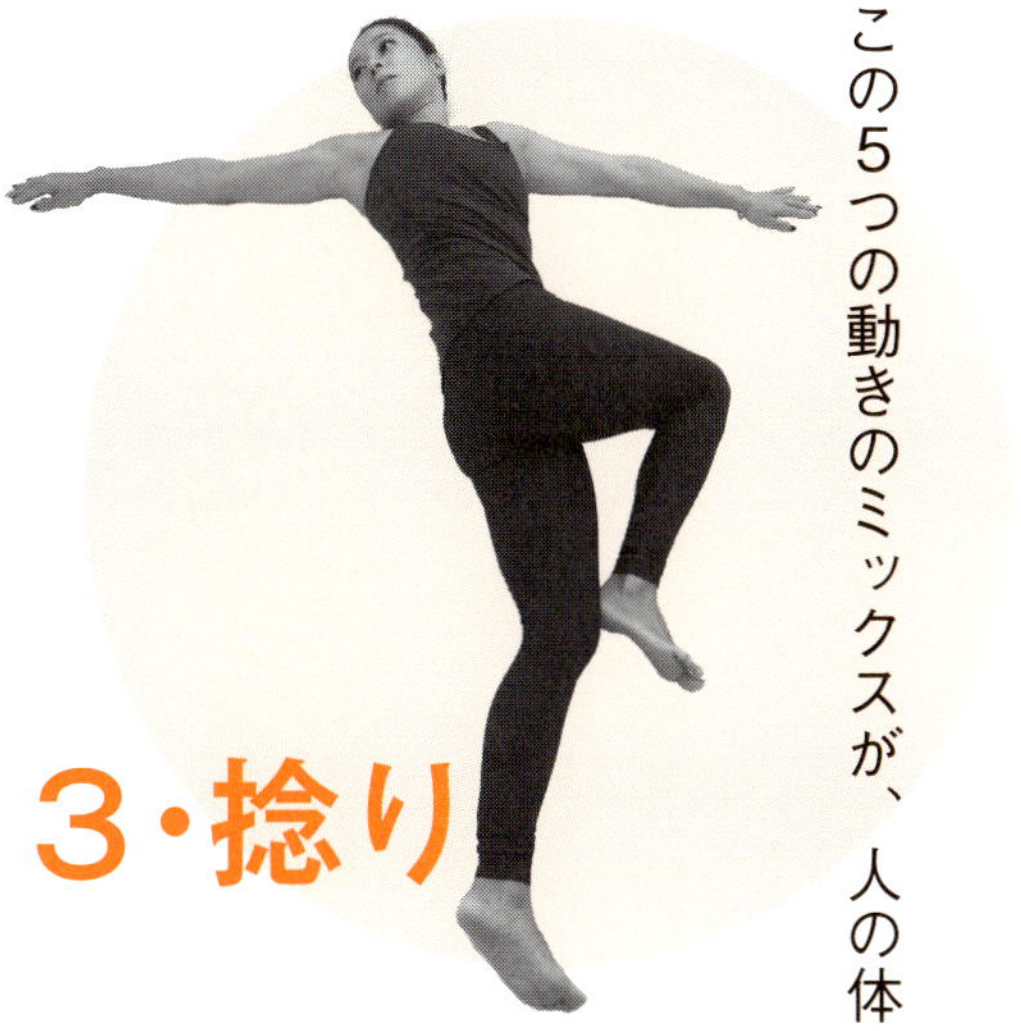

3・捻り

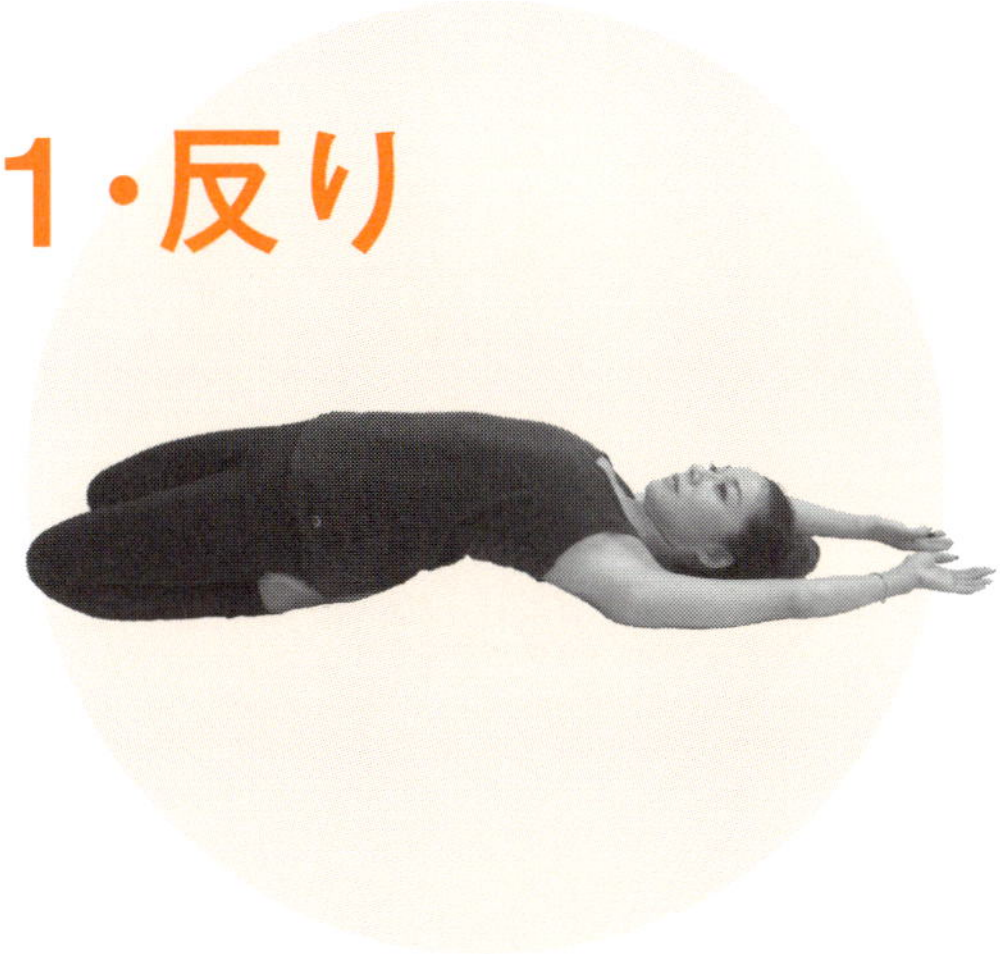

1・反り

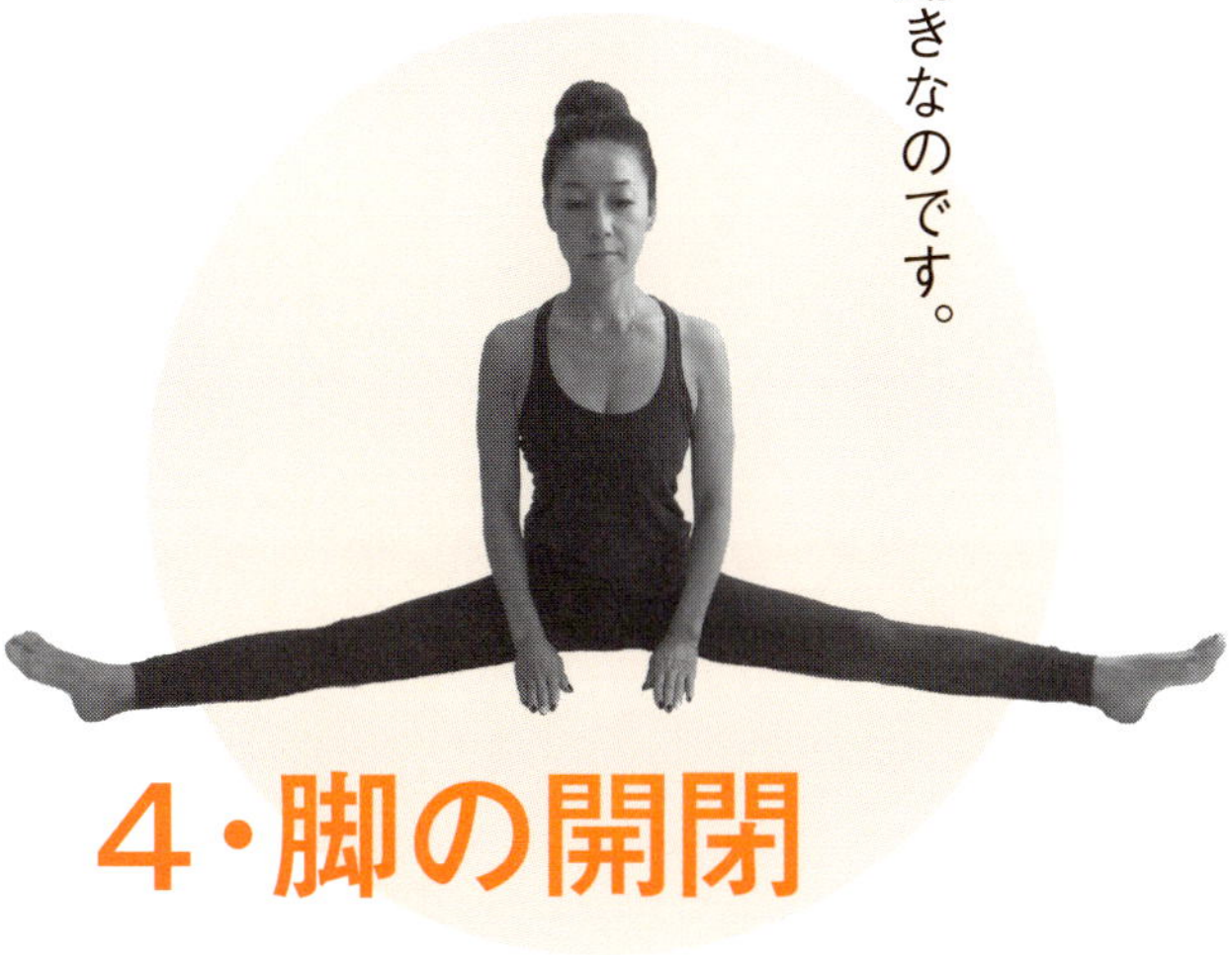

4・脚の開閉

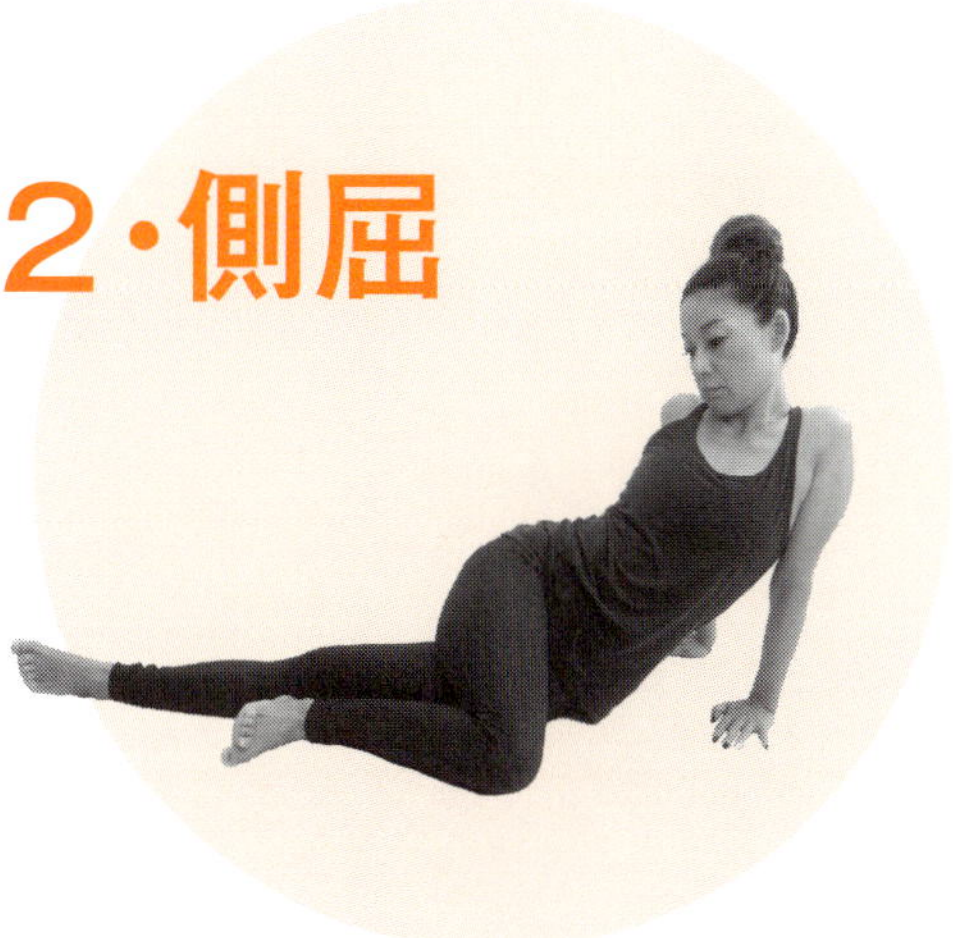

2・側屈

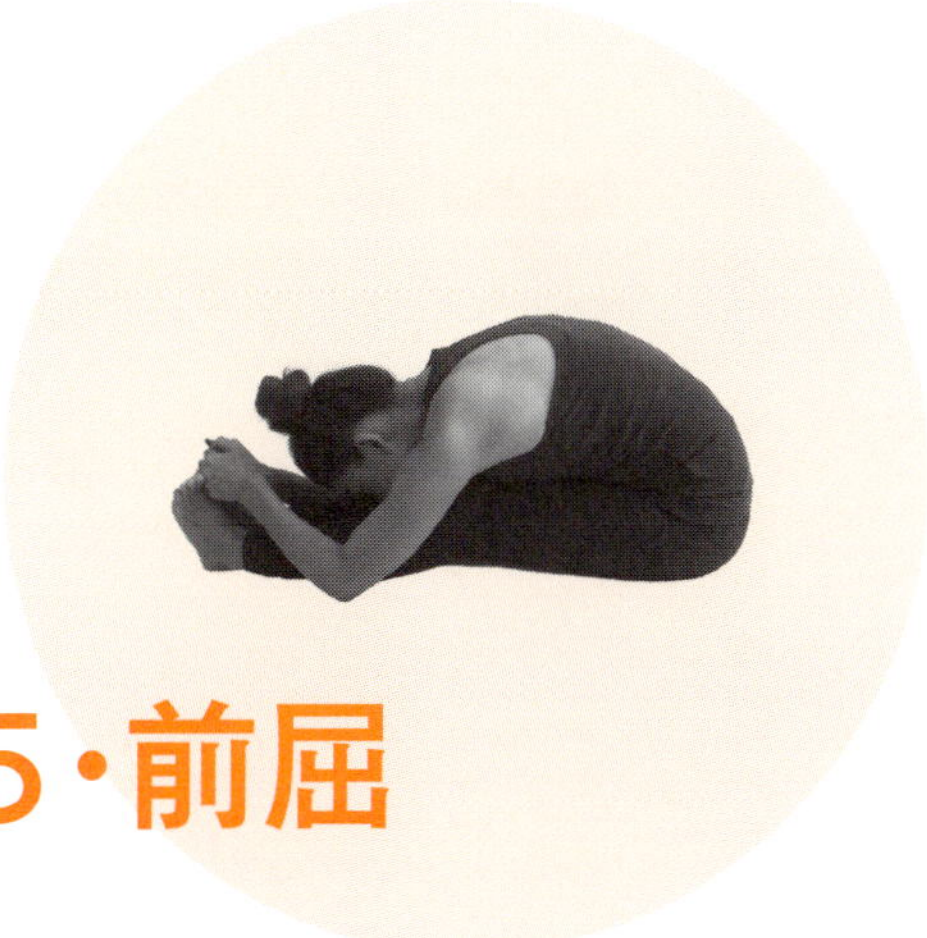

5・前屈

5つの動きを司る骨があり捻りの中心となっている

先ほどの5つの動き、「1・反り」「2・側屈」「3・捻り」「4・脚の開閉」「5・前屈」を、頸椎（首の骨）、胸椎（肋骨に付いている背骨）、腰椎（腰の骨）の合計24個の骨に対応させてみると、右下のような図が出来ます。

この図から、その骨がどの動きを司っているかが分かります。

頸椎から腰椎までの24個の骨の内、捻りを司っている骨はオレンジ色の骨です。頸椎では、頸椎5、6番。胸椎では、胸椎4、5番と、胸椎10、11番。腰椎では、腰椎3番になります。

左下の図は捻りの中心を表したものです。よく、整体の世界では、腰椎3番だけが体の捻りの骨のように言われています。しかしながら、腰椎3番は骨盤の捻りの中心であって、体全体の捻りの中心ではありません。

体全体の捻りの中心は、胸椎10、11番です。また、胸郭の捻り（肋骨の捻り）の中心は、胸椎4、5番にあります。

捻りの中心

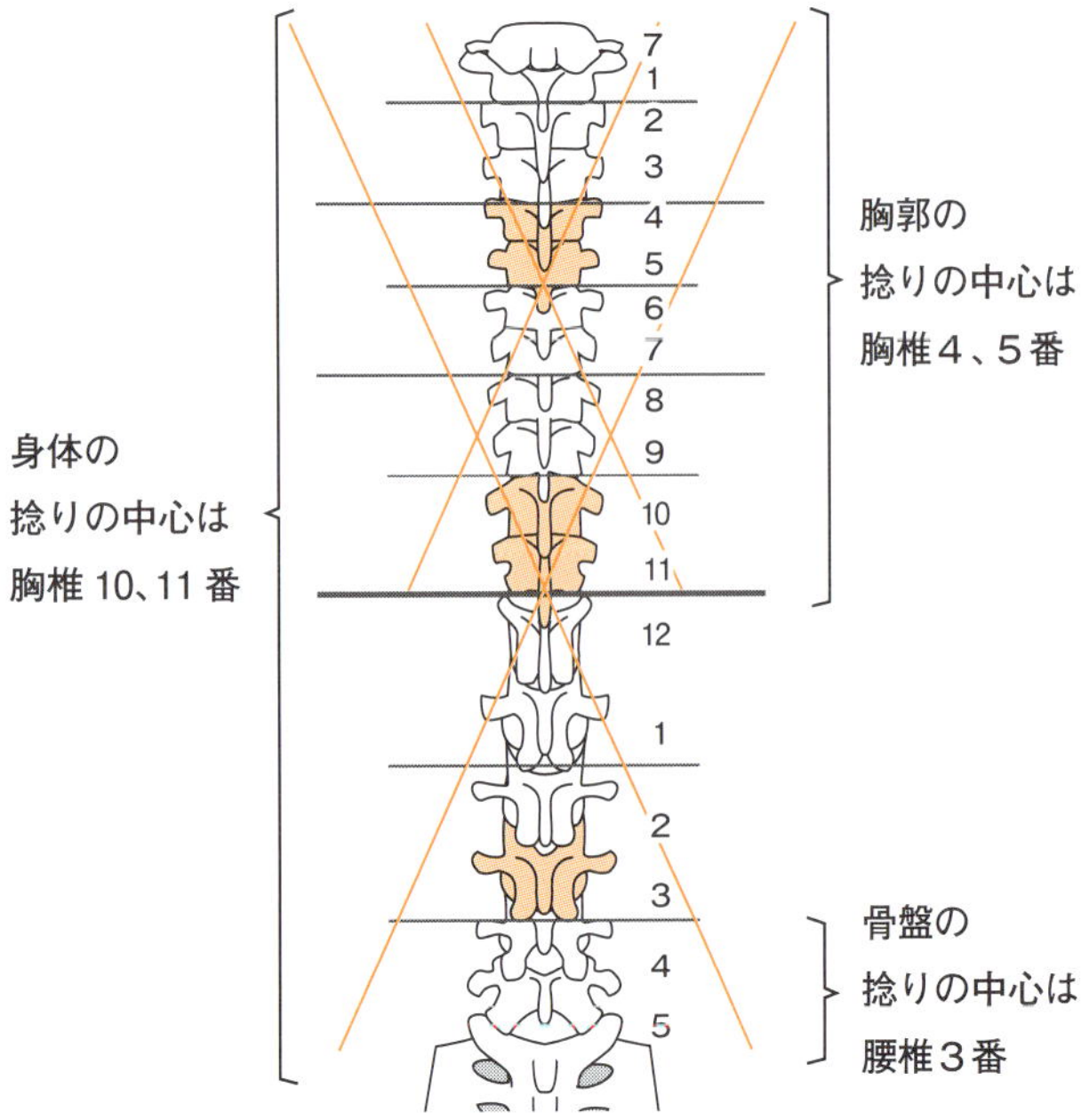

5つの動きに対応する腰椎

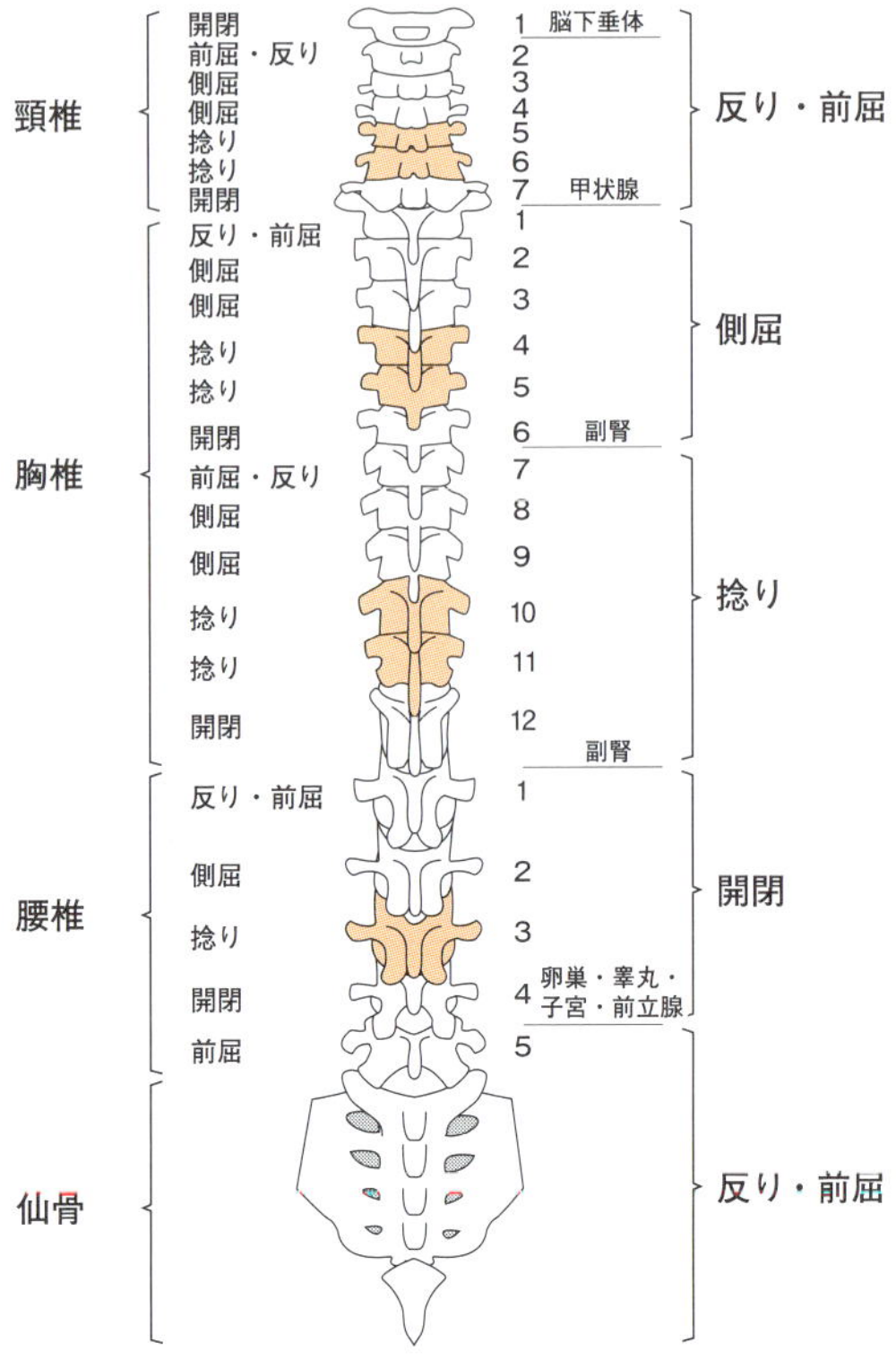

人の体はすべて繋がっており Xの連動性を持っている

捻りの部分の筋膜の状態に大きな硬直の左右差ができてくると、左右の手足の長さが違う、目の大きさが違うといった外見の変化ばかりでなく、内臓に関する問題も起こってきます。

下の図は右ページの捻りの中心を体全体で表したものですが、例えば、腰椎3番が捻れれば、消化器や腸の問題が表れます。胸椎10、11番が捻れれば、体全体が捻れていることになり、様々な問題を引き起こしてきます。胸椎4、5番が捻れれば、心臓や肺の問題を引き起こしてきます。

それらの硬直の大きな差を生む要因が、●の部分の、捻れを司っている椎骨です。

しかしながら、図をよく見てください。人の体は背骨だけで成り立っていません。胸椎10、11番を中心として、動きの連動性は肩胛骨と股関節に繋がっているのです。

これがまるでアルファベットのXのように見えるため、わたしはこの連動性のことを「**Xの連動性**」と呼んでいます。**人の体は、すべて繋がって連動しており、腎臓のある胸椎10、11番の構造的な崩れが肩胛骨を通じて、肘や手首に波及していきます。**

また、腸骨を通して膝や足首にも出るのです。膝や手首が痛くなったり、腰が痛くなったりするのも、その部分の骨や靱帯が単独で原因なのではなく、本当はすべては連動して起きるものなのです。

そして、その発端が体の捻れです。西洋医学が、痛い場所しかみないのは、こういった視点や考え方がないからです。

Xの連動性

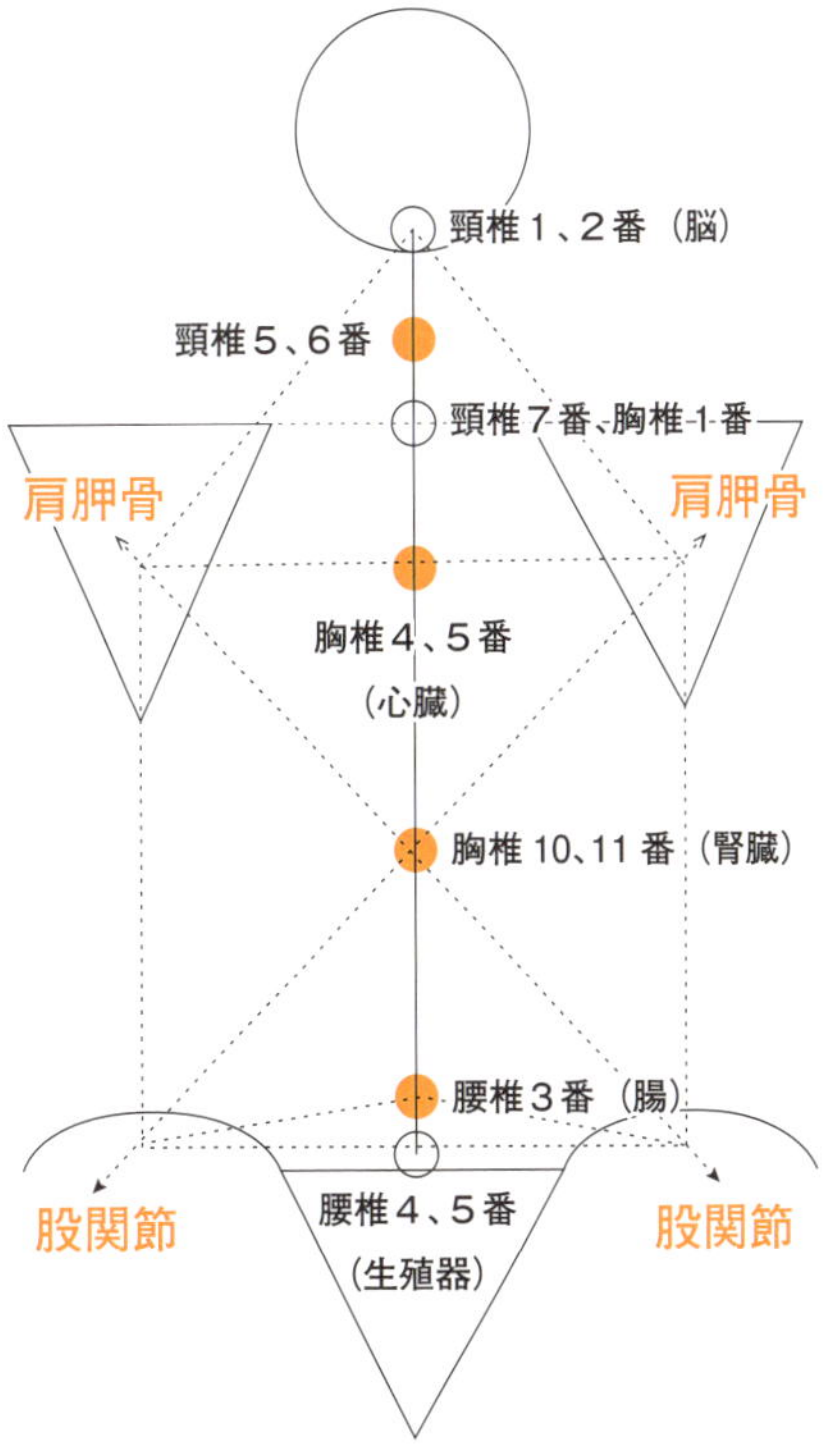

ゆがみが手足に表れるのは そこにXの連動性の終着点があるから

Xの連動性の終着点は、手の平と足の土踏まずと、顎関節と耳にあります。

詳しく言うと、手では中手骨、足では中足骨、頭蓋骨では蝶形骨と側頭骨であると、整体学では考えています。

関節リウマチで、手や足の指が変形するのも、中手骨や中足骨の変位が要因ではないでしょうか。もちろん腎臓のある胸椎10、11番の硬直が変位の元であることは、言うまでもありませんが。

また、誰しも腎臓が疲れて体に捻れが入ってくると、手の平や足の土踏まずの状態が少しずつ変化してゆきます。

冒頭で、手の平を返したり、和式のトイレで座るポーズをとれるかをチェックしたのは、この中手骨や中足骨の状態を見ていたわけです。

手首や足首の柔軟性というのは、中手骨や中足骨の弾力に関わっているのです。頭蓋骨は基本的に、肩胛骨と股関節の連動性で変化してゆきますので、**足と手の伸びというものを基本的に作ってゆくだけで、体の構造は整っていく**と考えられます。

蝶形骨・側頭骨

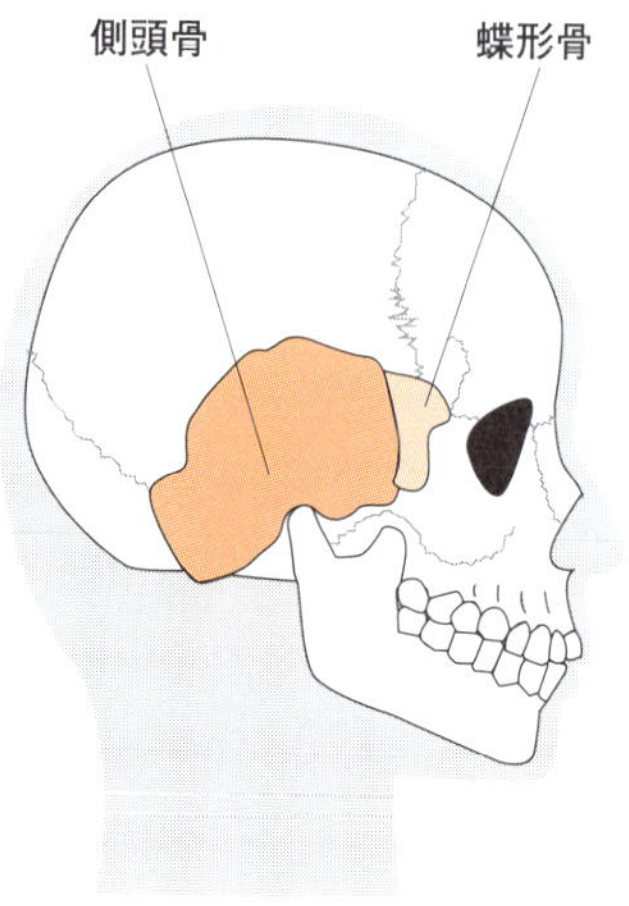

中足骨

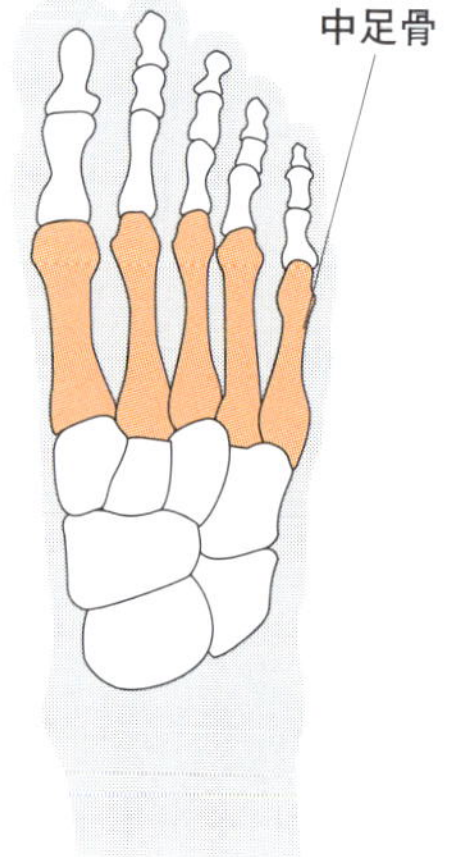

中手骨

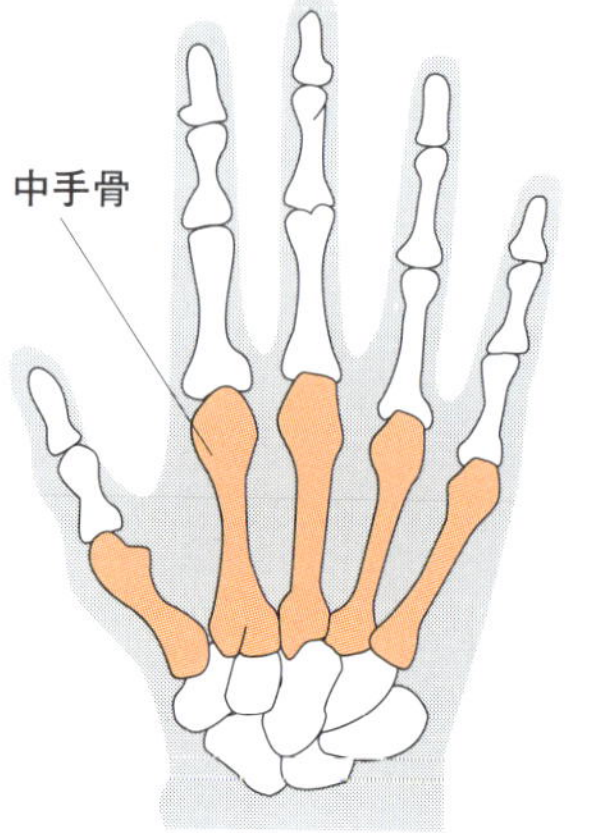

洋式の生活では X の連動性を整えにくい

ところで皆さんは、和式のトイレで座るポーズをとることができたでしょうか？

近年では小学校もほとんど洋式のトイレとなり、和式では用を足せない子供が増えているそうです。また、年配の方の中にも、よく和式トイレが空いていても、洋式トイレが空くまで待っているという方もいるそうですね。

さらに、ほとんどの方は普段、椅子の生活ばかりで正座や胡座《あぐら》をしません。足首が硬くなるのは当然です。

人というのは、基本的に足首に力が入っているものですが、次第に力が抜けなくなっている人がとても多いのです。そうやって、足首は硬直してゆきます。

普段から、足首や手首の柔軟性を作るように心がける、例えば正座をしたり、四股《しこ》を踏んだりということは、足首の柔軟性を作るために有効です。正座を長くできる人は足もよく伸びて足首が柔らかいのです。

単純に、**足首をぐるぐる回したりということでも足首の柔軟性を作ることができます**ので、試してみてください。

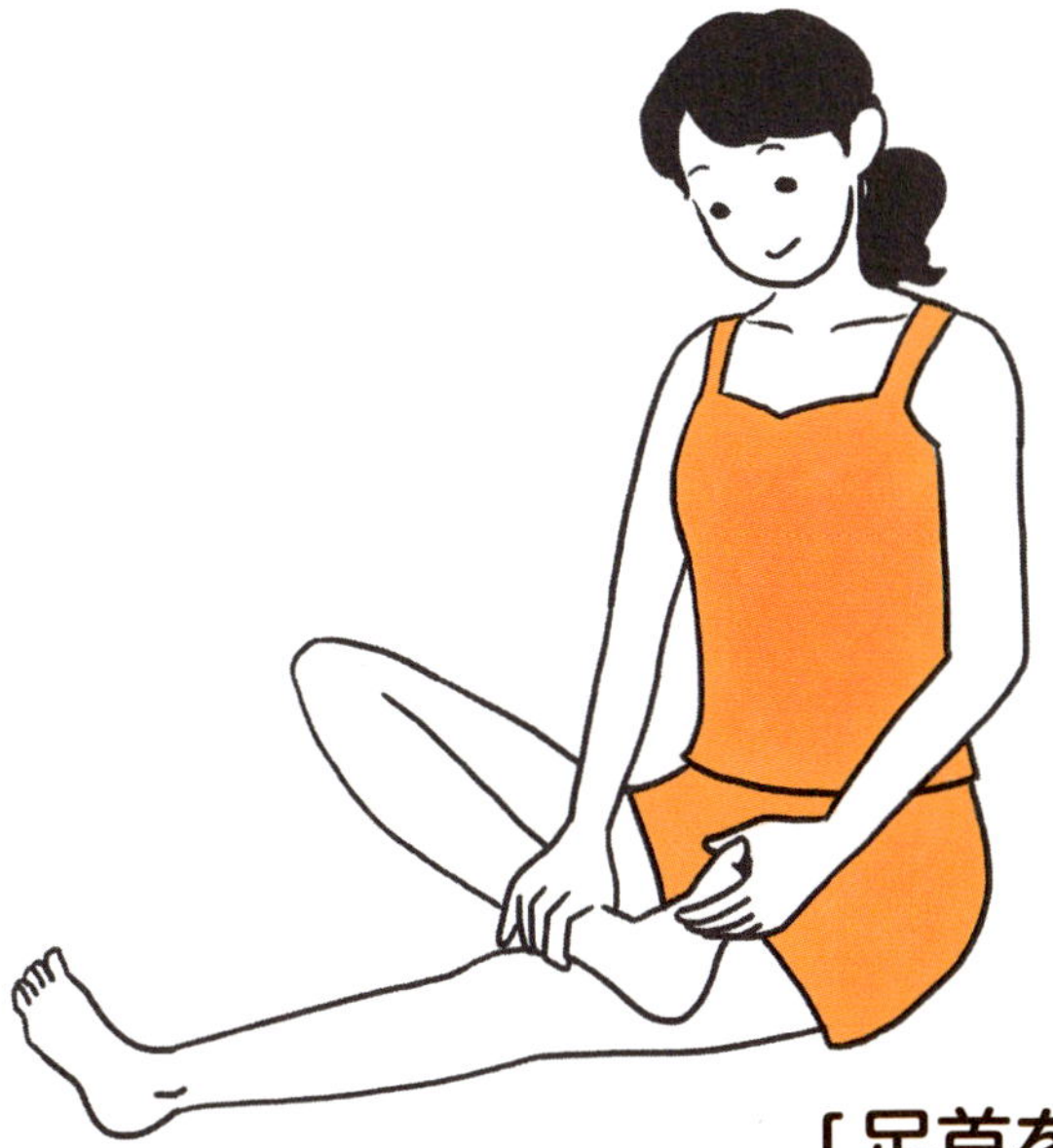

［足首を回すだけでも柔軟性は作れる］

コラム1　人間関係がゆがみの原因になる?

ストレスが肝臓を痛めつける

ゆがみが、肝臓・腎臓の疲労による捻れが元で起こるということは述べましたが、肝臓というのは頭を使いすぎると硬直するものです。

肝臓の疲労が基本的にあって、体が歪むと言っても言いすぎではありません。

現代人は、頭を使いすぎて肝臓が疲労している人が多いです。特に人間関係の問題でストレスを抱えています。

例えば、仕事というのは人との関わり合いですから、仕事上のトラブルやストレスというのは、圧倒的に人間関係が原因であることが多いのではないでしょうか。

また、学校でも「いじめ」があります。これもひとつの人間関係の問題です。

その他にも親との関係、夫婦関係、友人関係など様々な人間関係があります。人間関係の精神的な悩みというものが、あまりにも現代人には多いのです。

そういったストレスは、肝臓を痛めつけます。なにも、肝臓はお酒を飲むから疲労するというわけではありません。もちろん、アルコールの過剰な摂取は肝臓を機能的に疲労させますので、お酒の飲み過ぎは体を歪ませますが、楽しく愉快に、そして、お酒を適量飲む人の肝臓は疲労はしません。

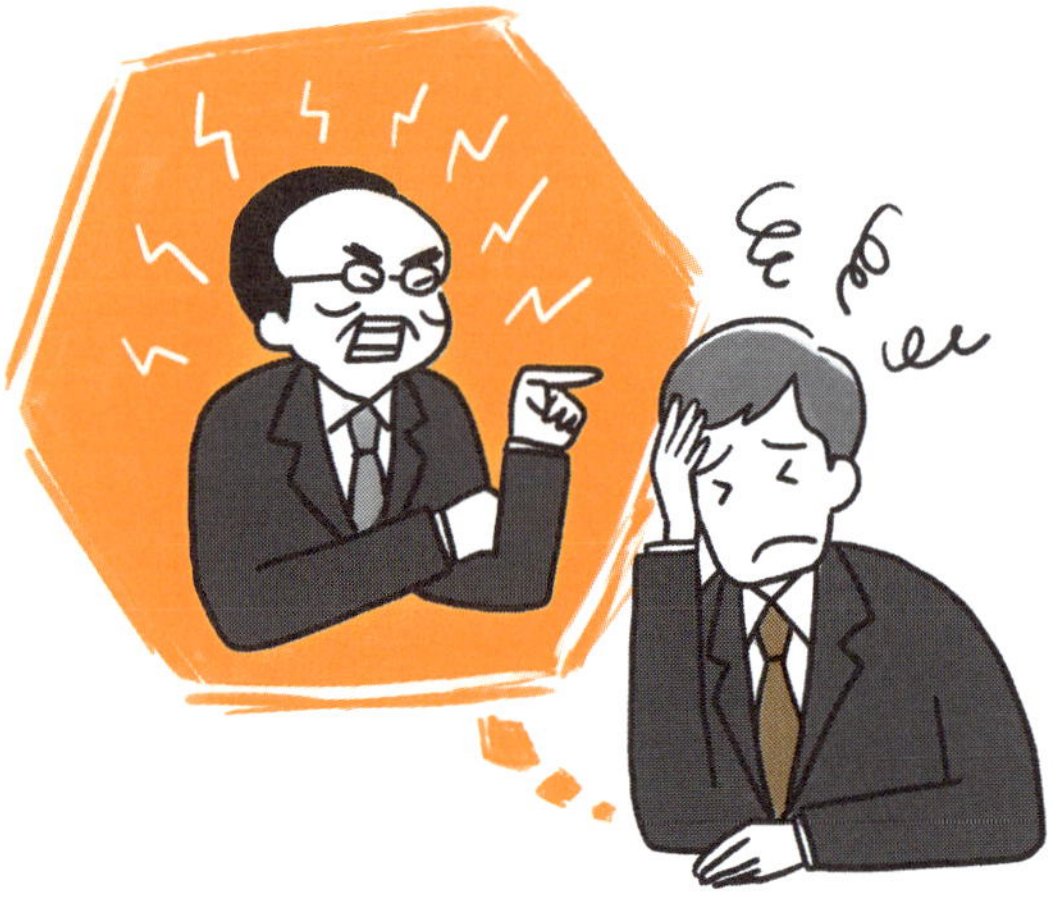

嫌な人に会ったら腹を出そう

さて、嫌な人が目の前に居ると、人は、どのような姿勢になるのでしょうか。

大概が、ストレスがあると肩を前に入れてお腹を硬くします。そして、特に体の右側を緊張させるのです。

肩胛骨は、その人の理性や精神ですので、緊張すれば肩胛骨に表れます。そして、肩が前に入るのです。

この形が、日々続けばどうでしょう。体は常にその形になってゆきます。そして、腹の右の臍《へそ》横（指１本外）が硬くなってゆきます。

整体学的に、ここを臍八方の７番と呼んでいます。肝臓や頭の急処と考えている場所です。この７番が硬直している人は、精神的な疲労がある人だと言えます。

人間関係に悩む人は、自分でこの場所を押さえてみてください。硬くて痛いと思います。

嫌な人に出会ったら、自分の姿勢に注意しましょう。決して、肩を前に入れてはいけません。そして、お腹を前に膨らます。お臍を開くように腹を突き出すのです。これだけでも心持ちが変わります。体にゆがみが入らない形になるはずです。

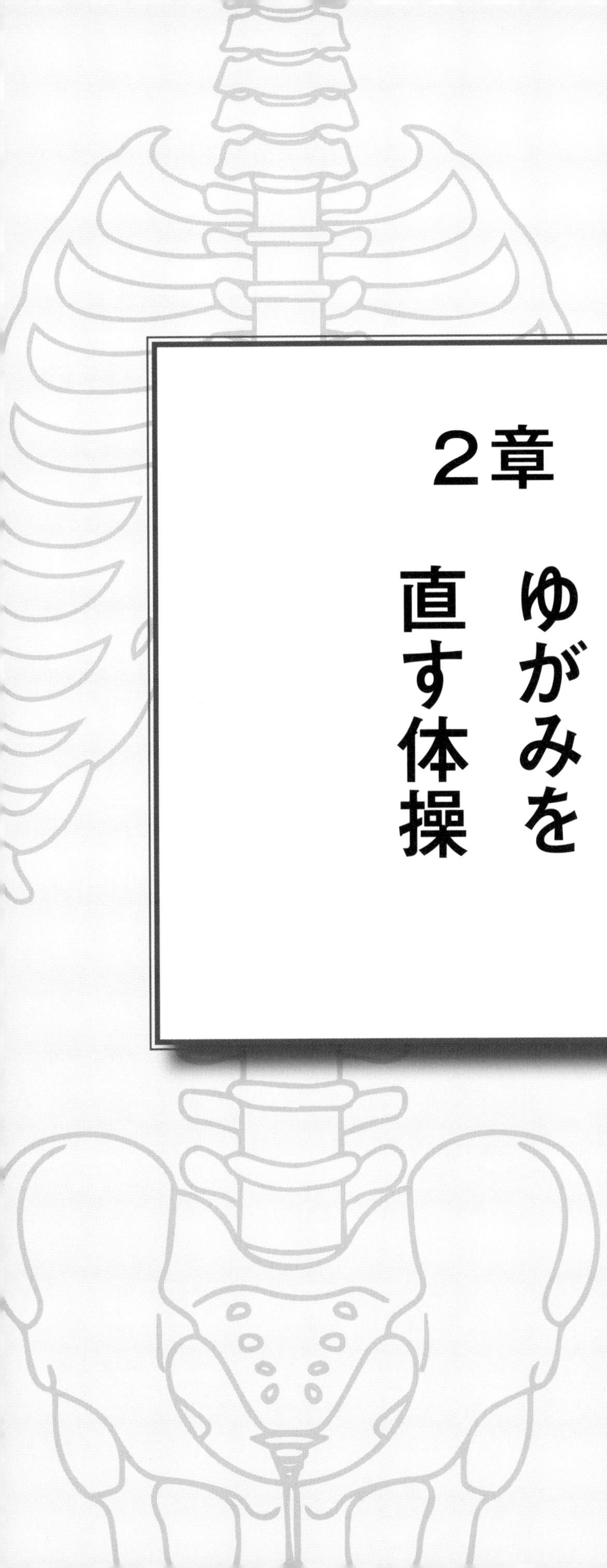

2章

ゆがみを直す体操

FPMで連動性を整える

2章
ゆがみを直す体操

5つの動きでXの連動性を整え体の構造を組み変える

整体学では、FPM（FIVE PERFECT MOTION）という体操で、体のXの連動性を整えます。

1章で述べたように、体には、

1・反り
2・側屈
3・捻り
4・脚の開閉
5・前屈

この5つの動きがありますので、これを整えて捻れの入りにくい体を目指すのです。

FIVE PERFECT MOTIONの効果

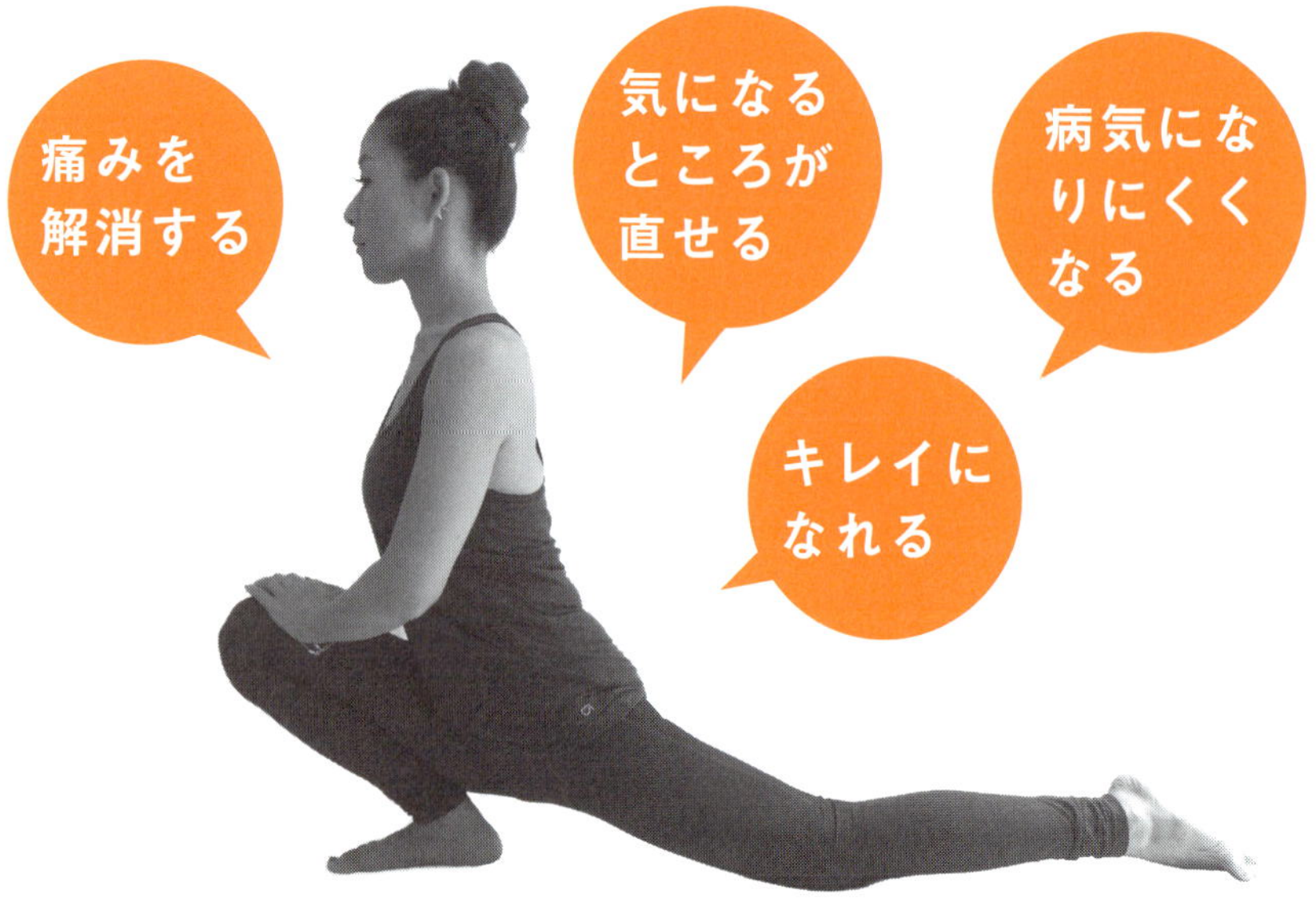

痛みを解消する
気になるところが直せる
病気になりにくくなる
キレイになれる

※体が硬い方は最初は写真どおりの動きを行なうのは難しいかもしれません。しかし、写真に近い体操を続けることで徐々に体がほぐれ、ゆがみも取れていくので諦めずに続けてみてください。

ＦＰＭ体操を行なう上での注意点

体操はただ形を真似するよりも、以下の4点に気をつけて行なっていただいたほうが効果的です。どうぞ意識して行なってみてください。

※この体操は、「何秒やる」という決まりはありません。自分の体の伸びの変化や、痛気持ち良いということを感じられるまで行ってください。

1. 胸椎10、11番を反らせる

体の捻る動きの中心である胸椎10、11番は、すべての動きの集約している部分ですから、体操を行なう場合も、様々なポーズでこの場所が硬く感じるはずです。

まず、基本の反りを心がけ、どのポーズでも胸椎10、11番が反っている形を心がけましょう。

腰が丸まっていてはダメです。背中（腎臓）を反らして捻る動きをつけてゆくのです。

単に大きな関節（股関節や肩関節）が単独に柔らかい体ではなく、全ての動きを胸椎10、11番につなぐことを目指しましょう。

2. 胸部の側面を伸ばす

四肢の伸びを胸郭にまで連動させて、胸郭の側面の伸びを体感しましょう。

肋骨が、はがれるような感覚になったり、矯正音が鳴ったりします。それでオーケーです。

3. 内股、背中の側面、肝臓のポイントを緩ませる

左右開脚で内股を緩ませ、背中の側面を緩ませ、最終的には右脚股関節前面から内股にある肝臓のポイントを緩ませます。

これは一朝一夕にはいきませんが、体を必ず変えるのだという決意があれば、必ずこの域まで達します。

4. 深い呼吸を意識する

呼吸を使いましょう。体は息を吸うときに緊張し、吐くとき緩みます。

緩みのない身体には絞り感はありません。つまり、前提として、息を吐きながら体操を行ないましょう。深く長い呼吸で体操を行なうのです。

1 「反り」の動き

反りは、人の生命の源の動きで、呼吸器系と連動しています。反りは太ももの前の伸びと連動しています。太ももの前の伸びは、腹の腹直筋と連動して各内臓器官の働きにも連動します。糖尿病の人は太ももの前が伸びません。

反りの体操①

Step 1 正座をして座ります

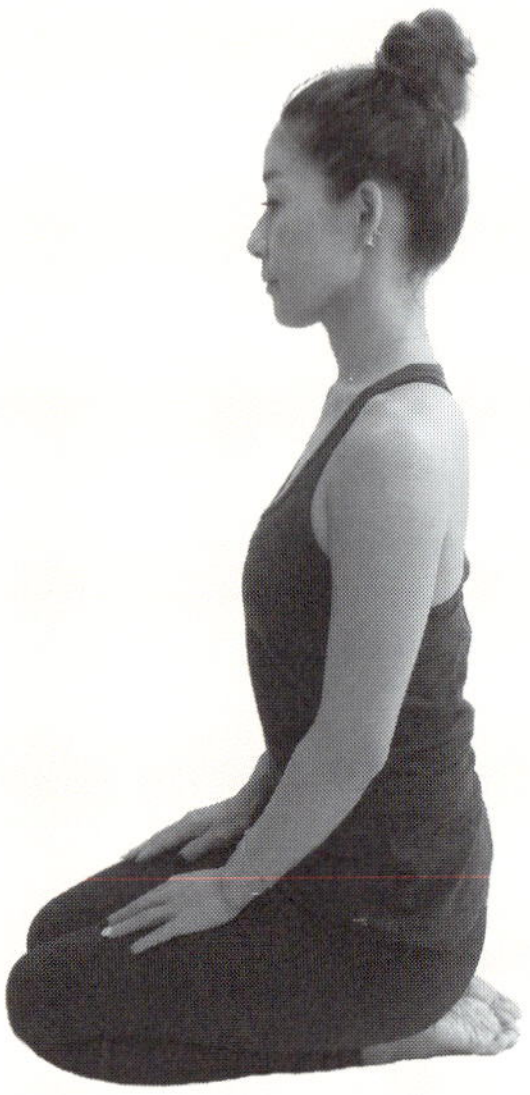

Step 2 そのまま後ろに寝そべります

太ももの前面と腹を伸ばしましょう

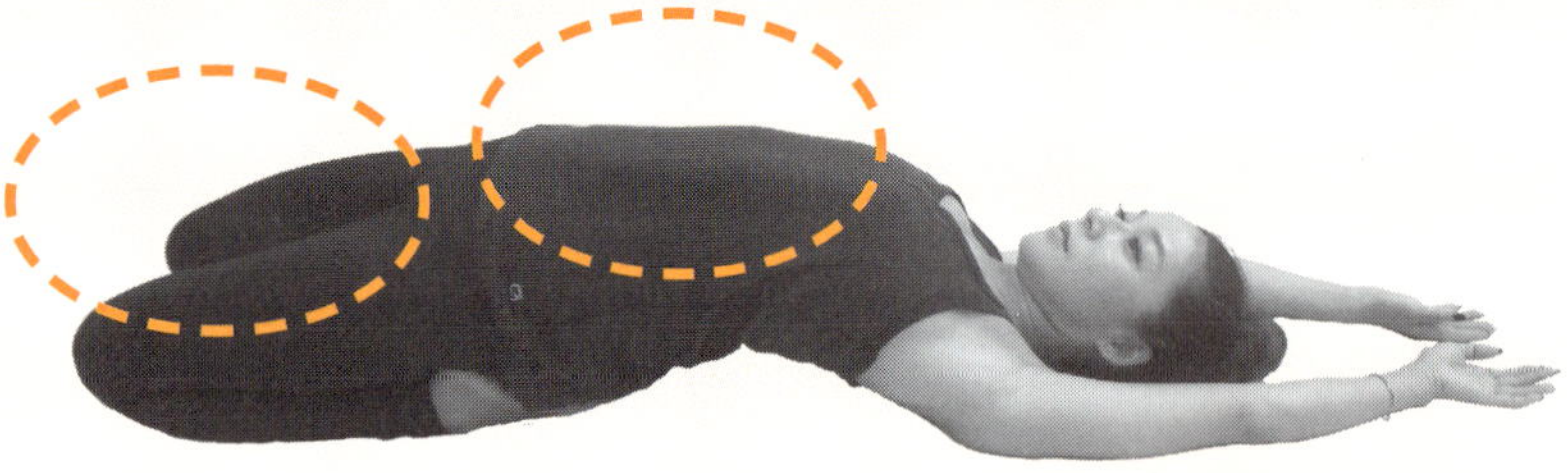

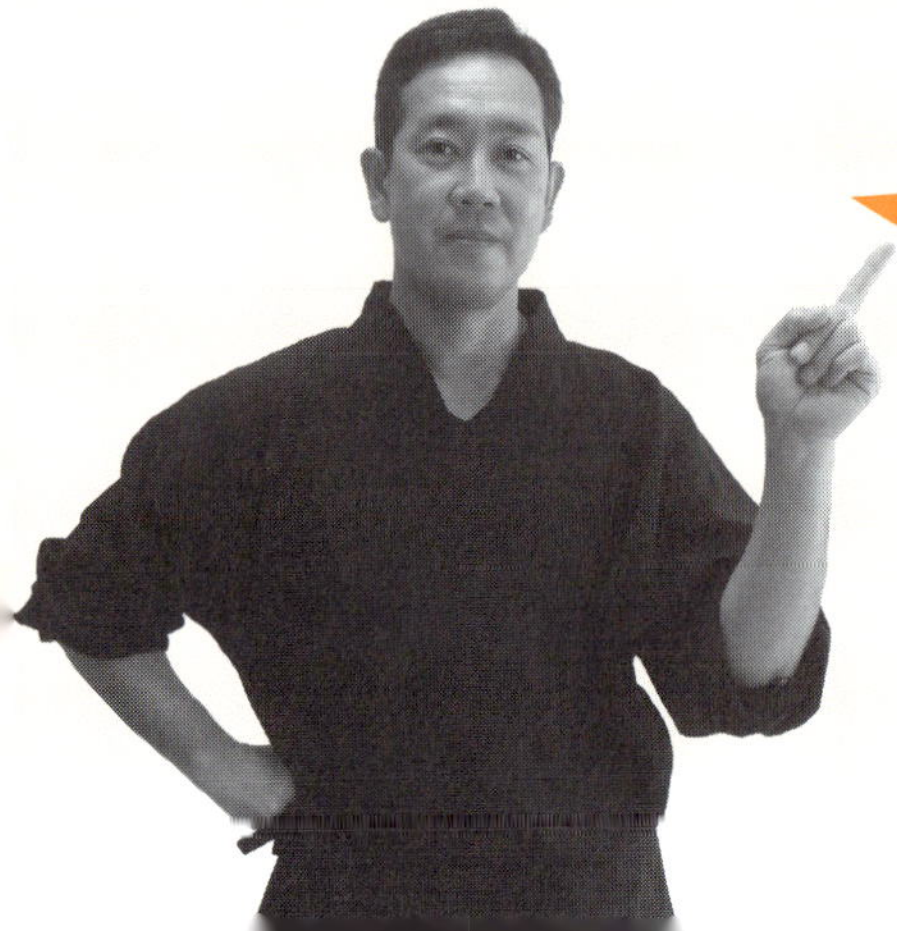

反りの動きは、肋骨の動きとも関係があります
反りができないということは、肋骨が下がっているということ（肋骨の硬直）です
特に、腎臓が疲れると腰を反れなくなります

難しい人はここからやってみよう!

Step 1
踵をお尻の脇に
出して座ります

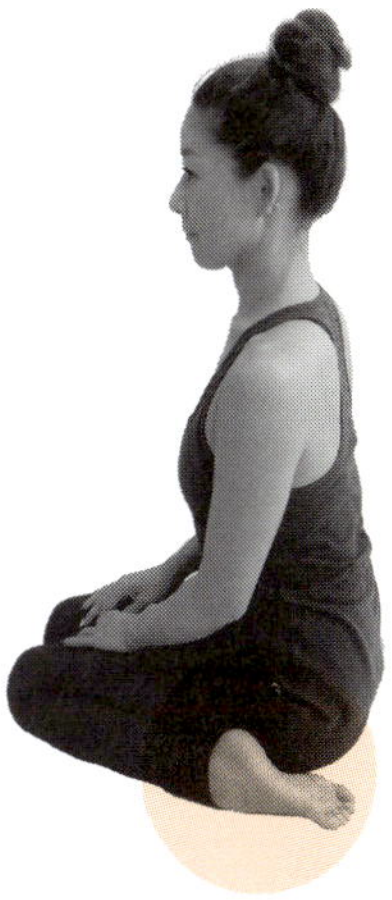

Step 2
一方の脚は伸ばして
そのまま後ろに
寝そべります

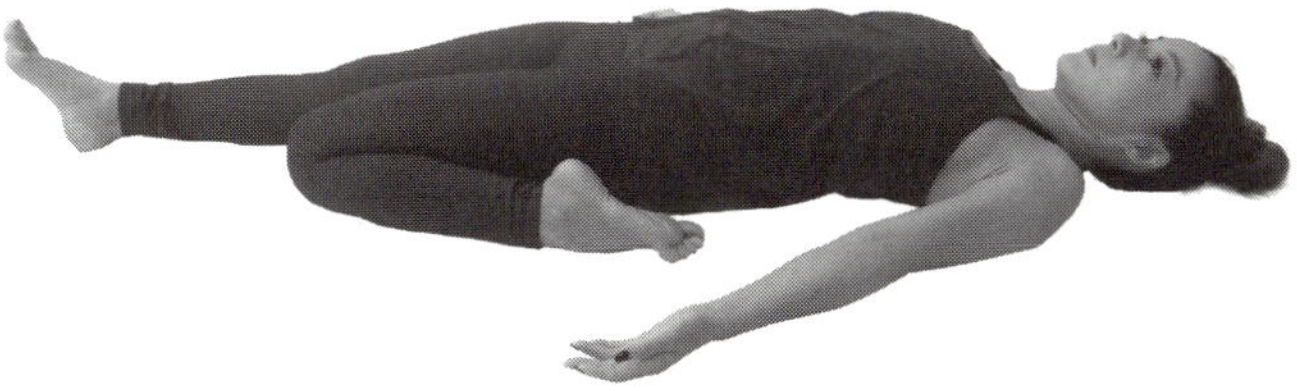

上の体操も難しい人はここから!

Step 1
後ろに折った布団を置き
踵をお尻の脇に出した状態で
布団に寄りかかります

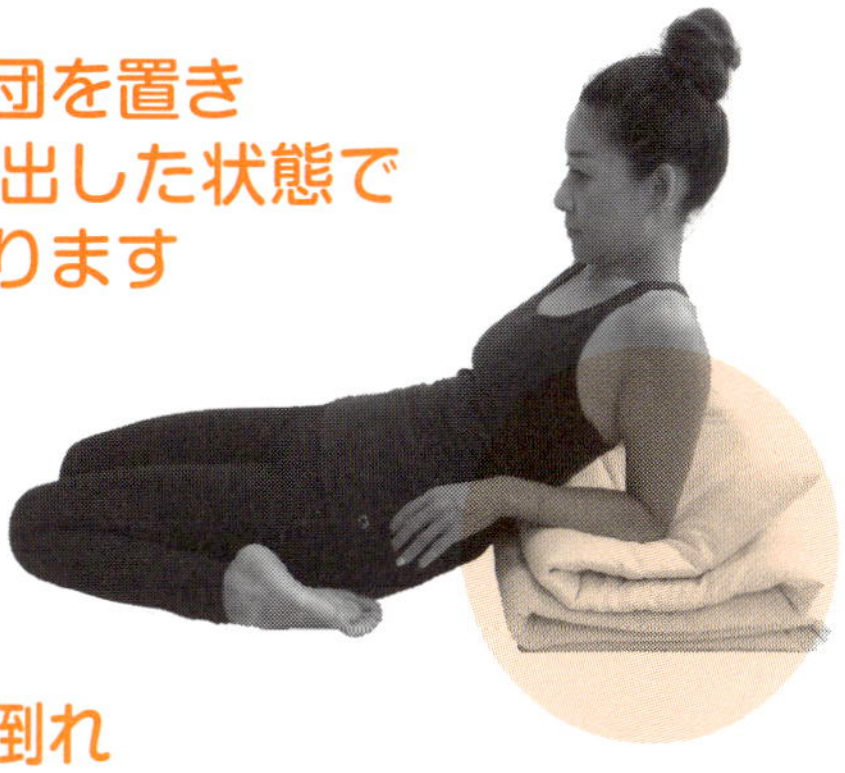

Step 2
そのまま後ろに倒れ
布団に寝そべります

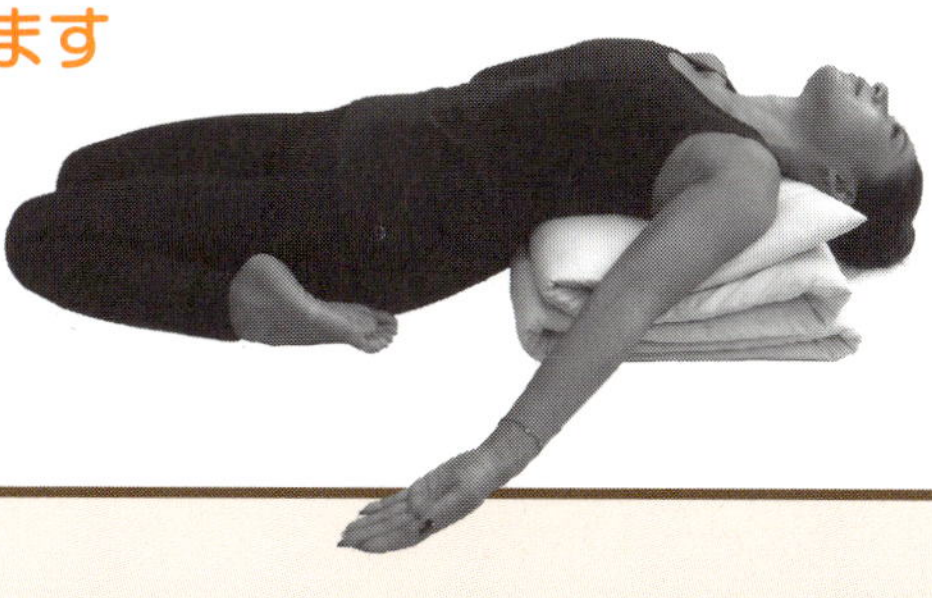

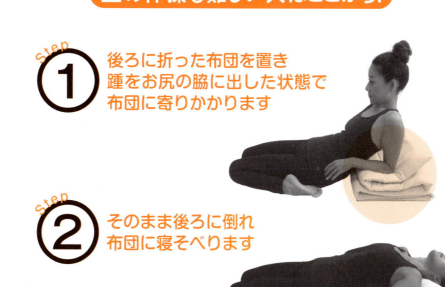

反りの体操②

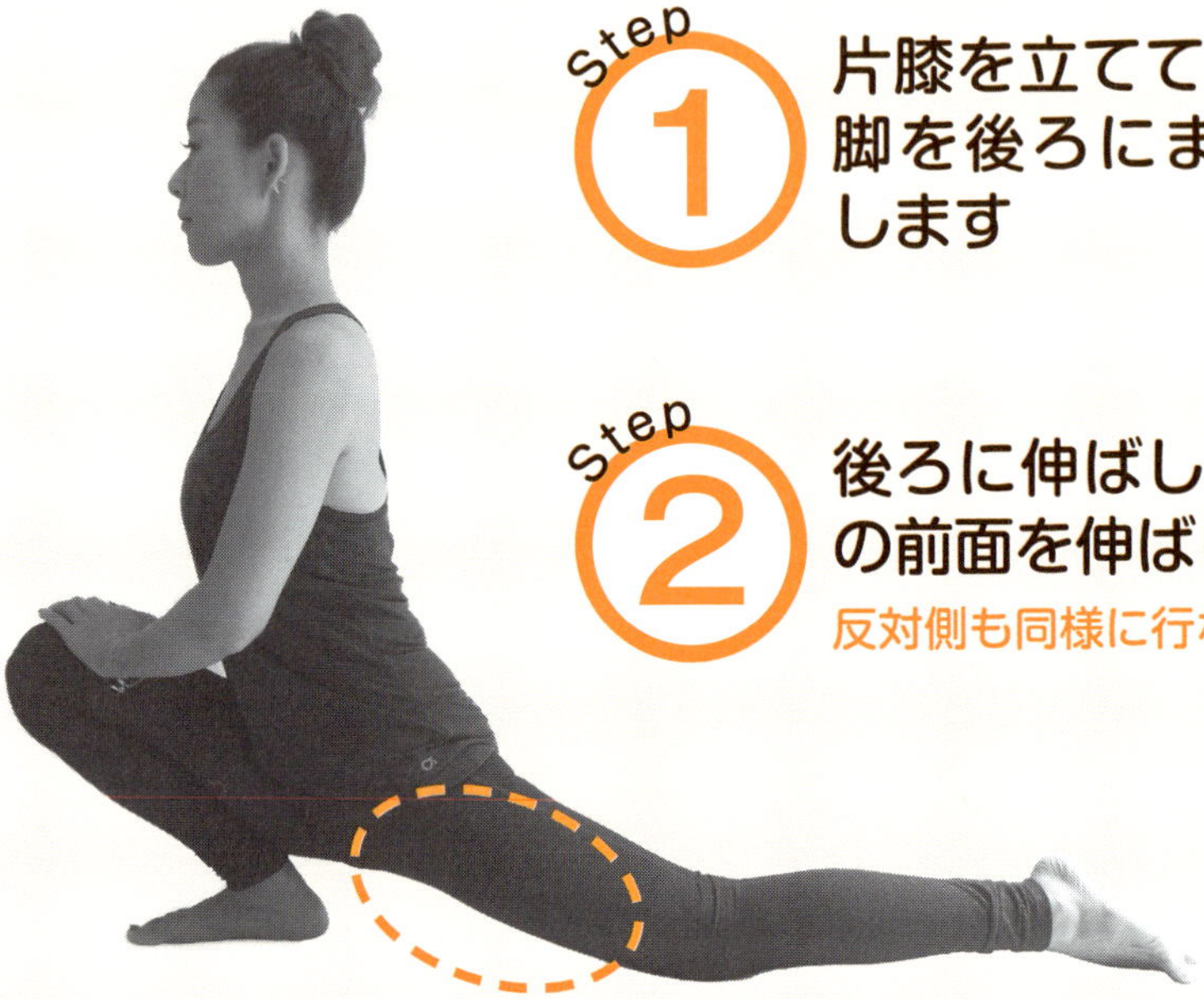

Step 1 片膝を立てて、もう一方の脚を後ろにまっすぐ伸ばします

Step 2 後ろに伸ばした脚の太ももの前面を伸ばします

反対側も同様に行ないます

難しい人はここから!

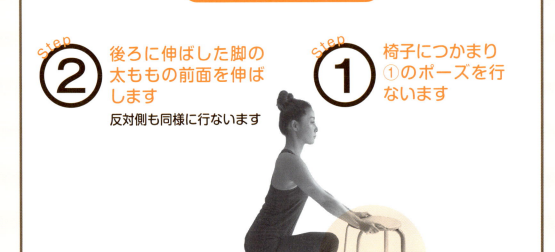

Step 1 椅子につかまり①のポーズを行ないます

Step 2 後ろに伸ばした脚の太ももの前面を伸ばします

反対側も同様に行ないます

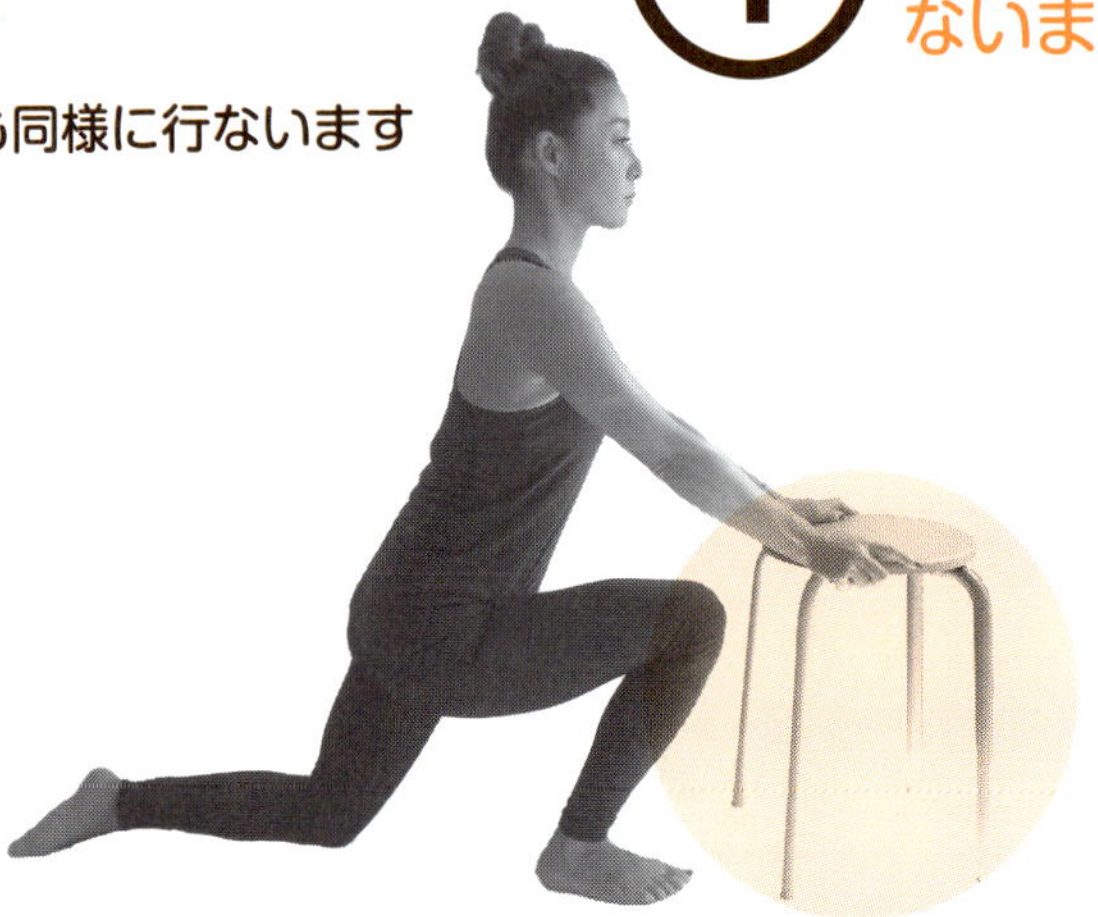

前後開脚の体操

Step 1
右脚を前にして前後開脚を行ないます

大腿前部を伸ばしましょう

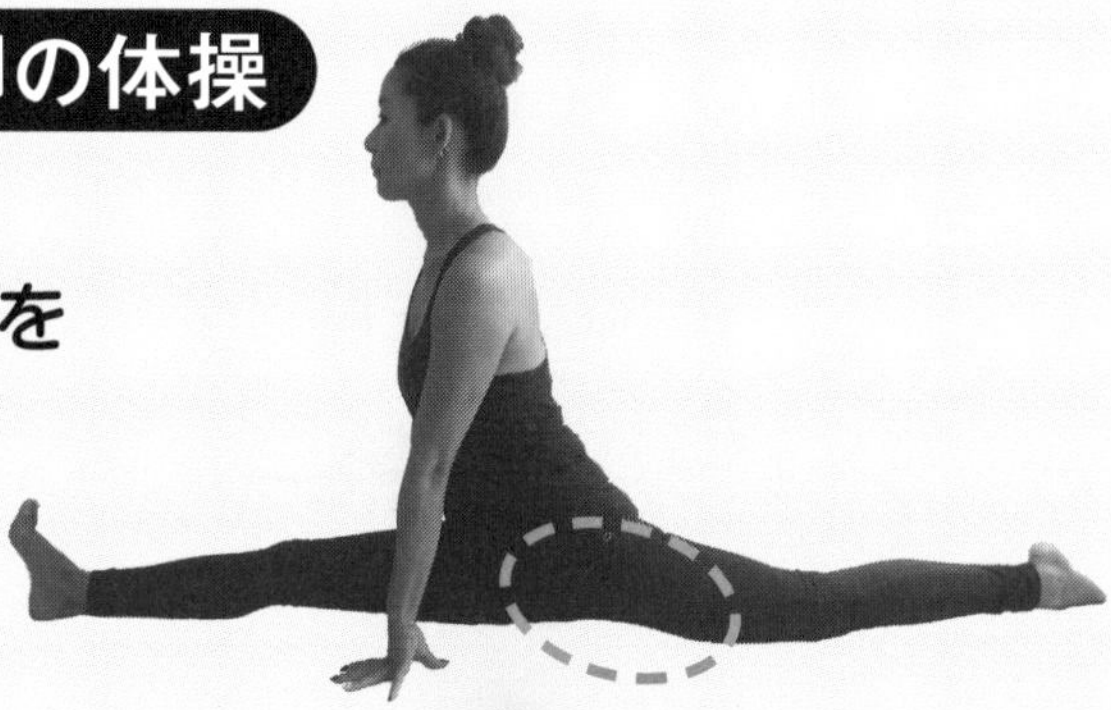

Step 2
右脚を時計の２時方向に出し、左脚は後ろに伸ばします

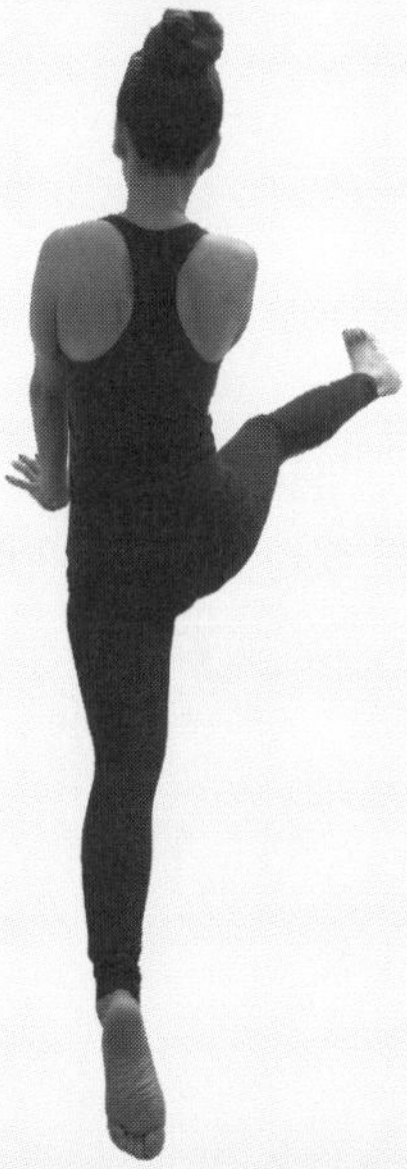

Step 3
右脚の方に体を反らします

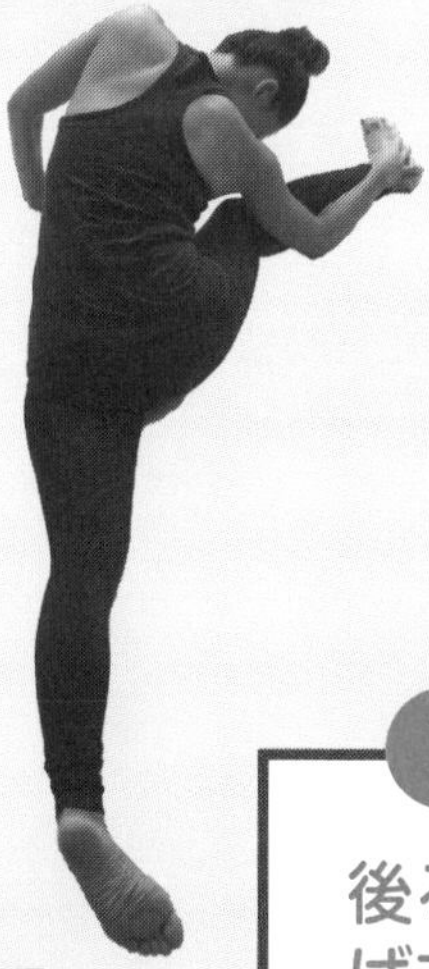

Step 4
脚を前後入れ替えて左脚側も同様に行ないます

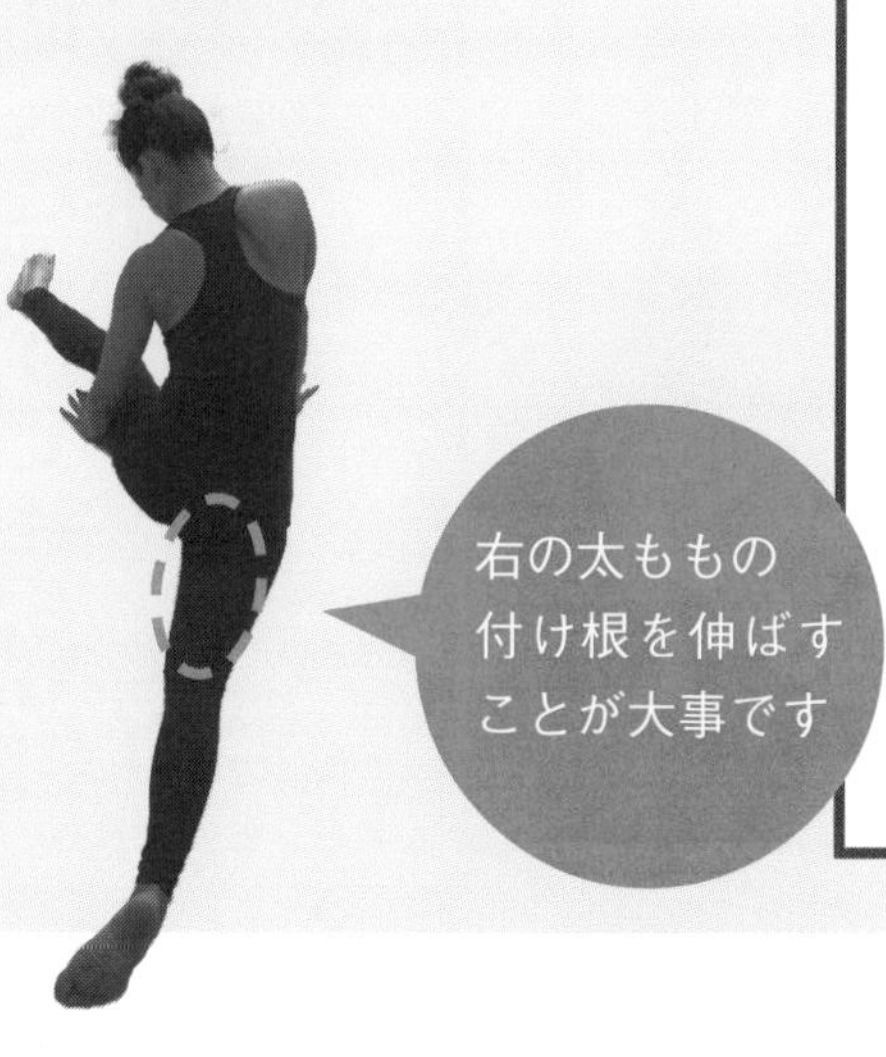
右の太ももの付け根を伸ばすことが大事です

難しい人はここから!

後ろ脚の太ももの付け根を伸ばすことが大切なので、前脚は曲げて行なってもかまいません

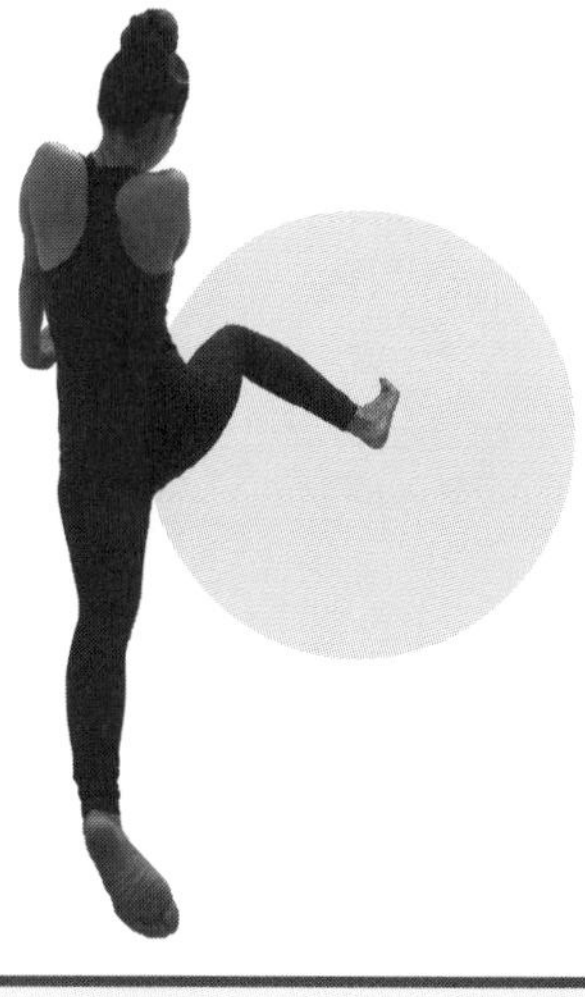

「側屈」の動き

体の側面は、リンパや体液の流れと深く関係しています。体の中の流れは、体の側面に多くあるからです。

脇腹の伸びは、肋骨の弾力と連動しています。側屈で脇腹の伸びを整えれば腰方形筋《ようほうけいきん》に作用し、腰の硬直を防ぐことができます。

側屈の体操

Step 1
片脚の膝を曲げて
反対側の脚の膝のお皿に曲げた脚の踵《かかと》をつけ
曲げた膝を床に近づけます
これを左右とも行ないます

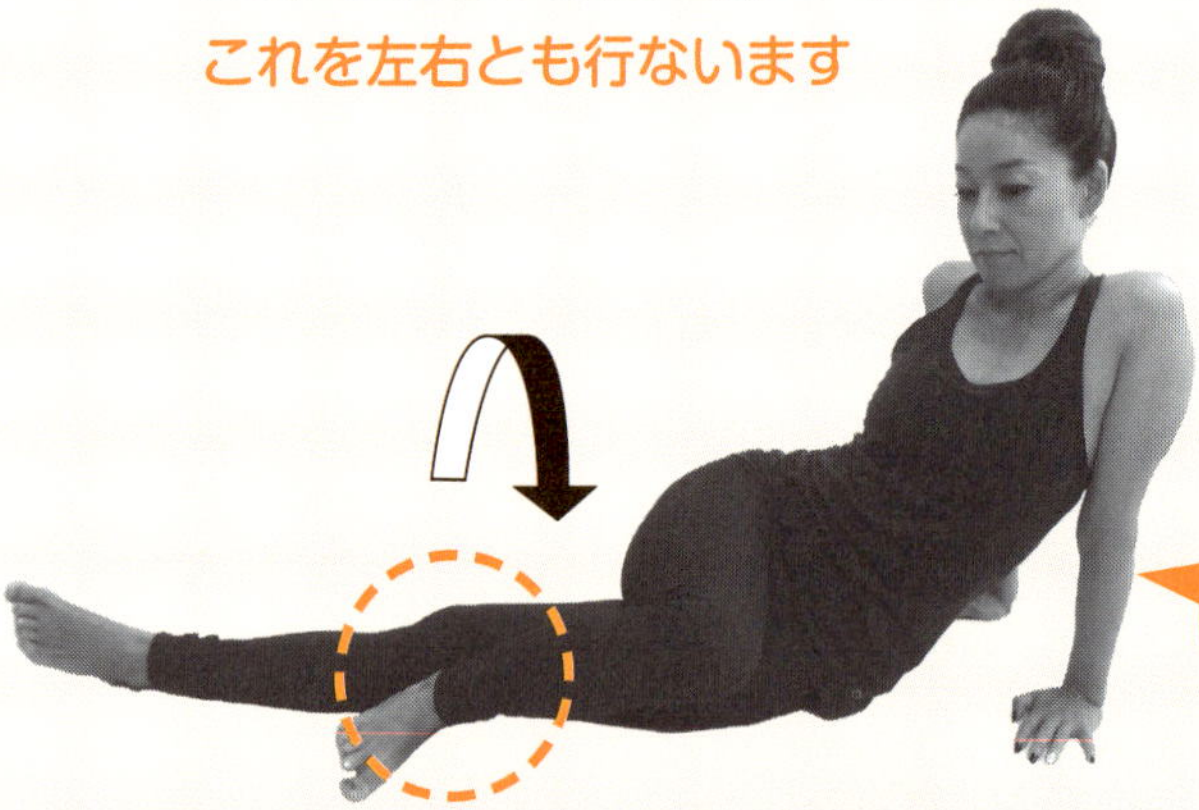

腕は
真っ直ぐに
伸ばします

難しい人はここから!

Step 1
①のポーズを、両手を体の前に置いた状態で行ないます

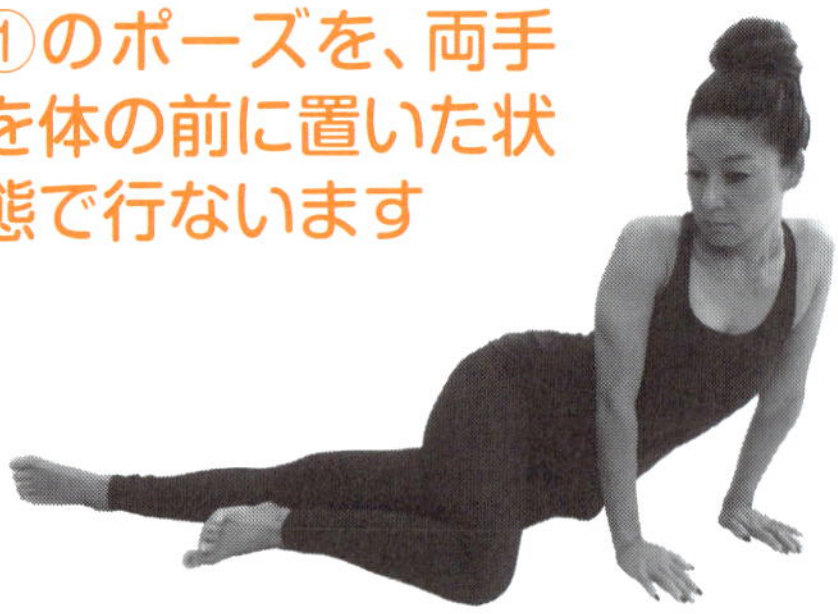

Step 2
膝を曲げた方の手を徐々に体の後ろに持っていきます
できるところまでで大丈夫です

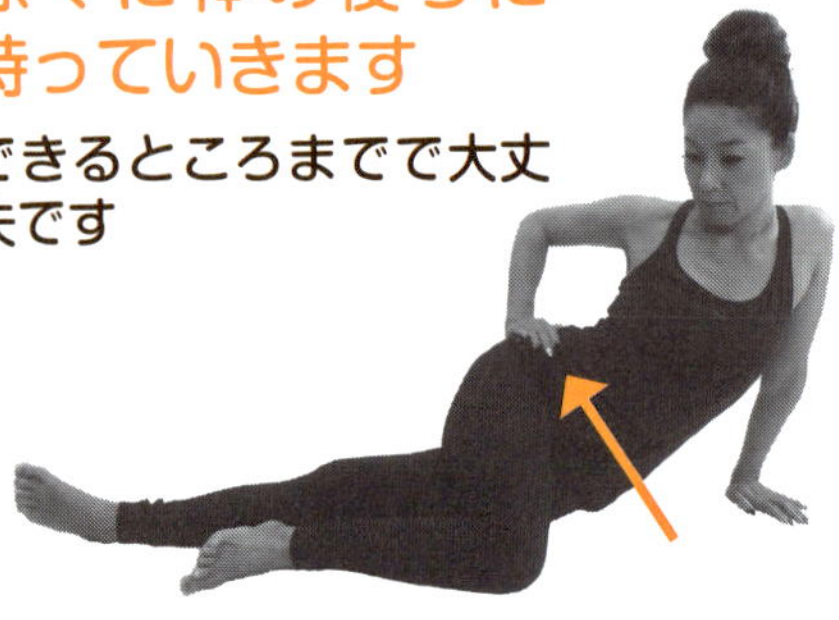

左右開脚側屈体操

Step 1

左右開脚をして、左に体を倒し、右手で左脚のつま先を掴むように側屈します

その際、脇から天井を覗き込むように背中を反らします
反対側も同様に行ないます

これは、リンパの流れを良くし、免疫力・抵抗力をつける体操です

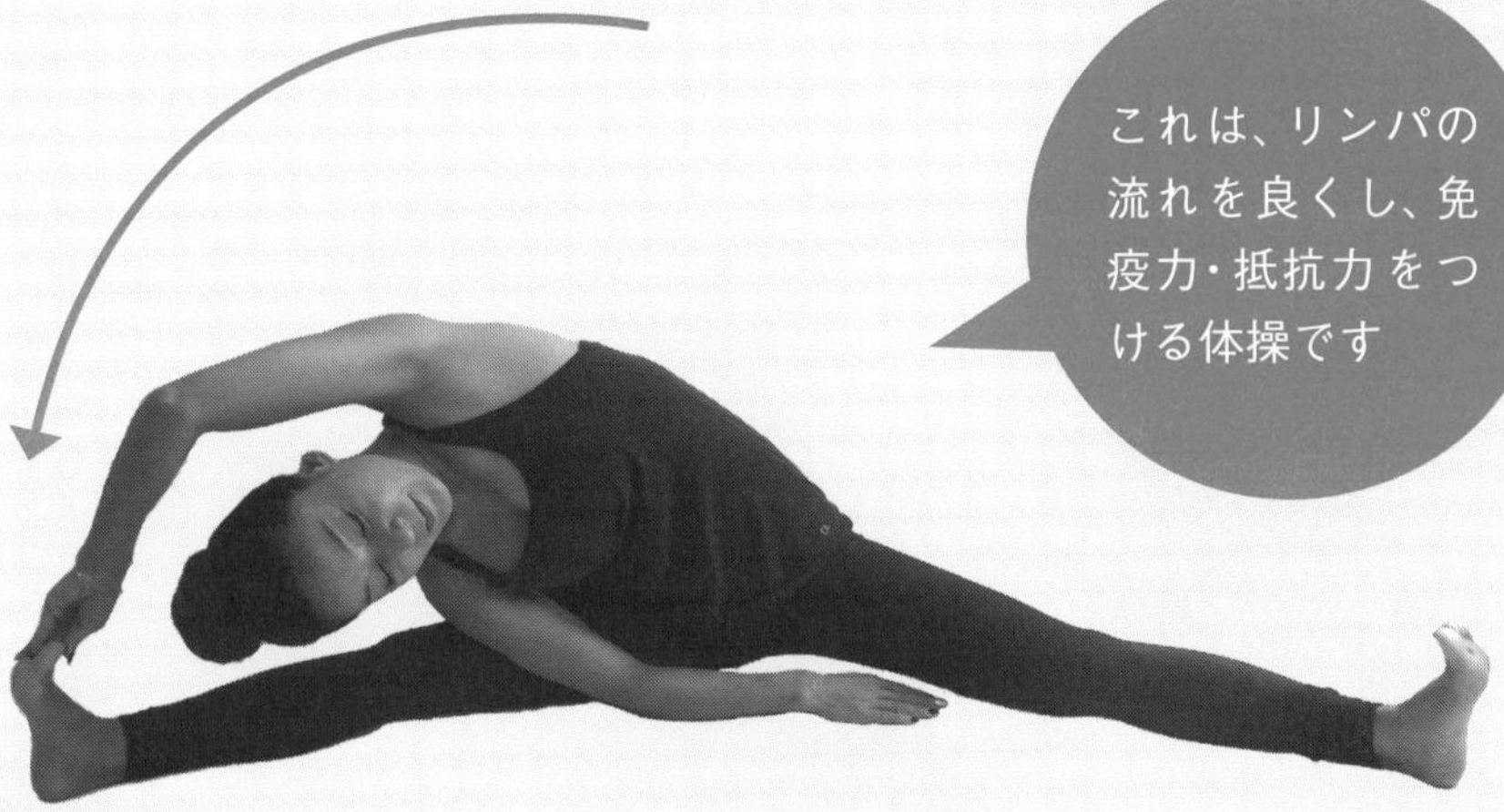

側屈が制限されると、体の捻れが固定化してしまいますので気をつけましょう

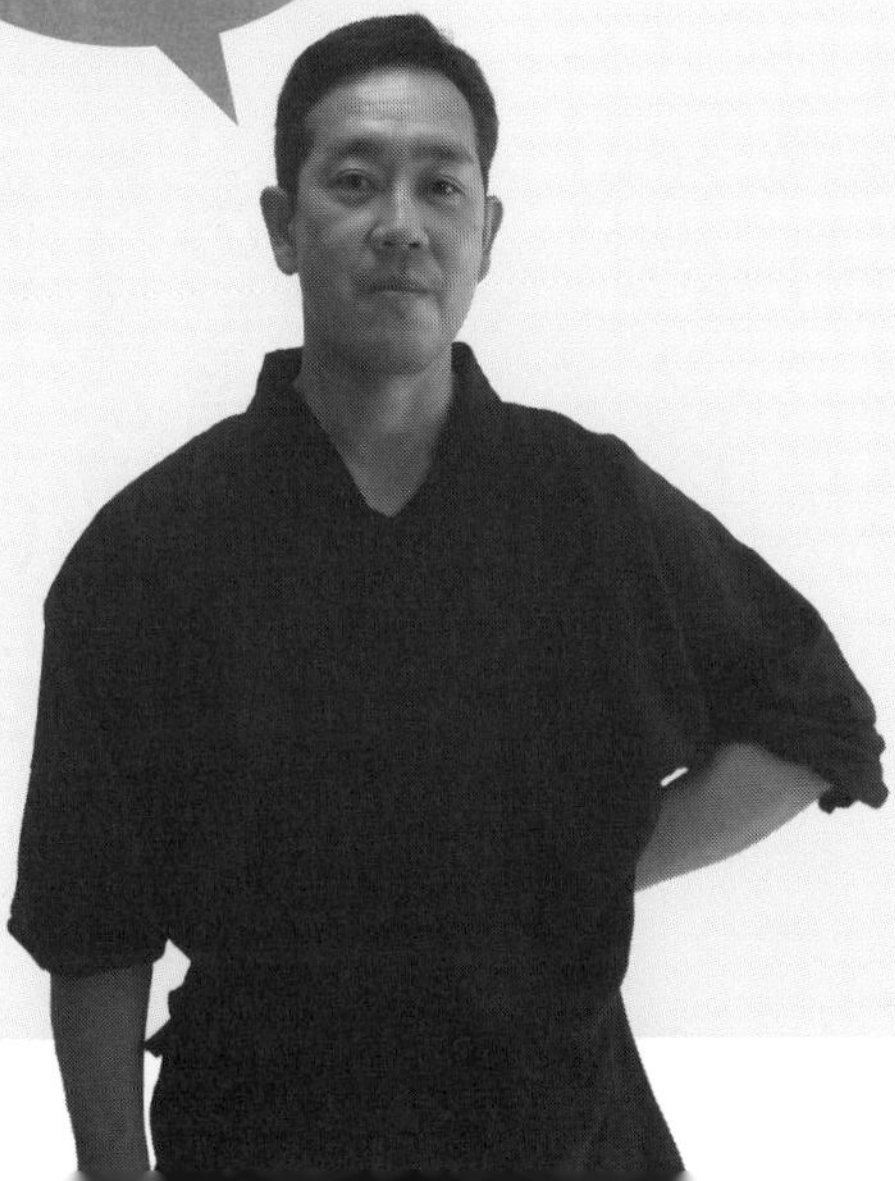

難しい人はここから!

あまり大きく開脚できない人は、できる限り開くところから始めましょう
開脚の角度よりも、足のつま先を掴むことのほうが重要です

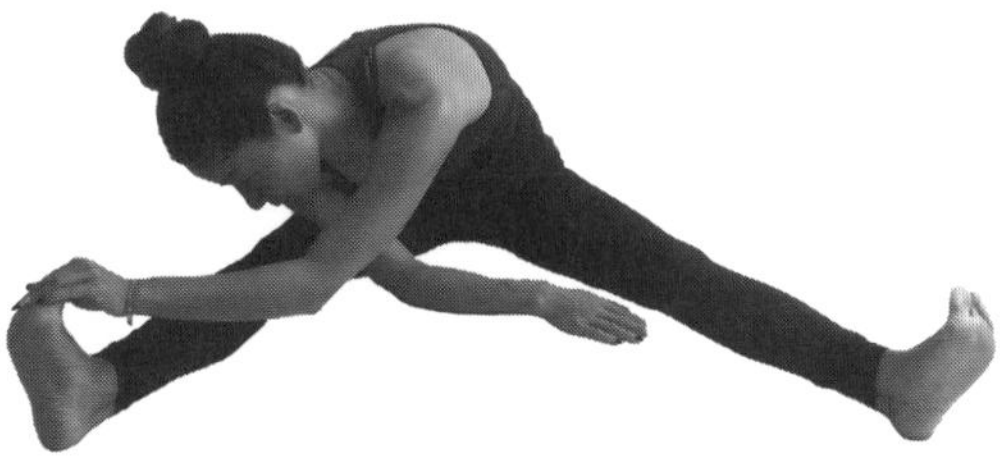

3 「捻り」の動き

世の中の病気の全ては、体の捻れの固定化と関係しています。

捻りは、胸椎4、5番と、胸椎10、11番と、腰椎3番の可動性です。

そのため、この捻りの動きは健体法（FPM）の目指すべき動きの集大成の体操なのです。

捻りの体操①

Step 1 片膝を立てて、もう一方の脚を後ろにまっすぐ伸ばします

Step 2 腰の付け根から上半身だけを後ろに向けるように腰を捻ります

脚を前後を入れ替えて、反対側も同様に行ないます

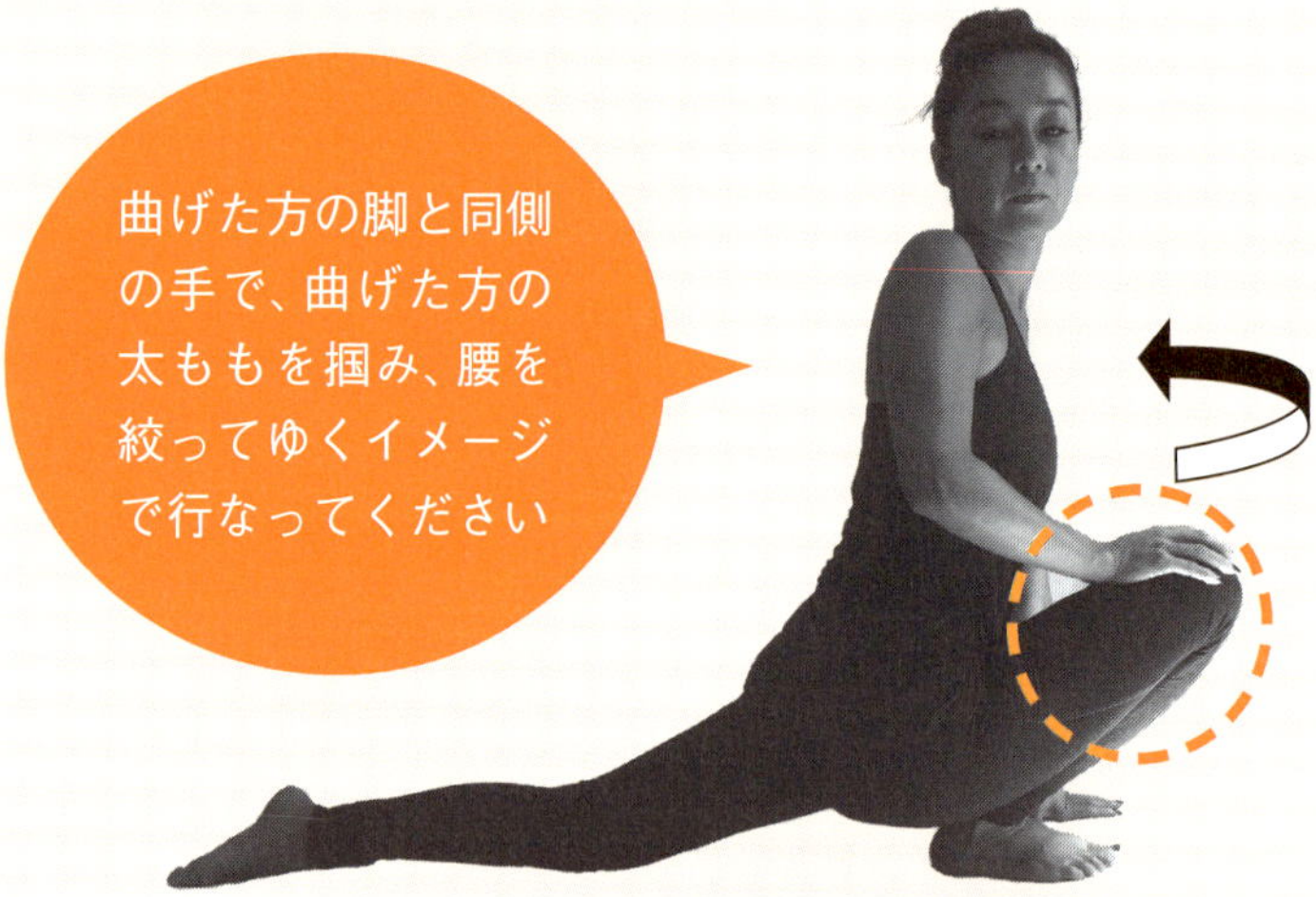
曲げた方の脚と同側の手で、曲げた方の太ももを掴み、腰を絞ってゆくイメージで行なってください

難しい人はここから!

①、②のポーズともに、椅子に手をついて行ないましょう

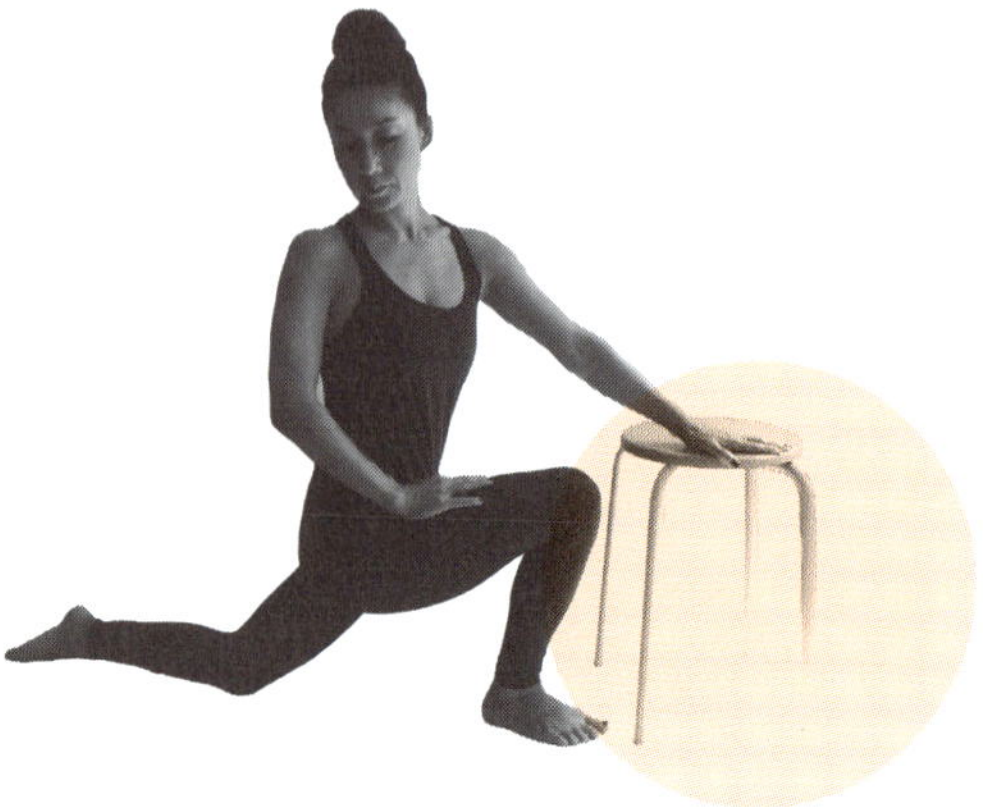

捻りの体操②

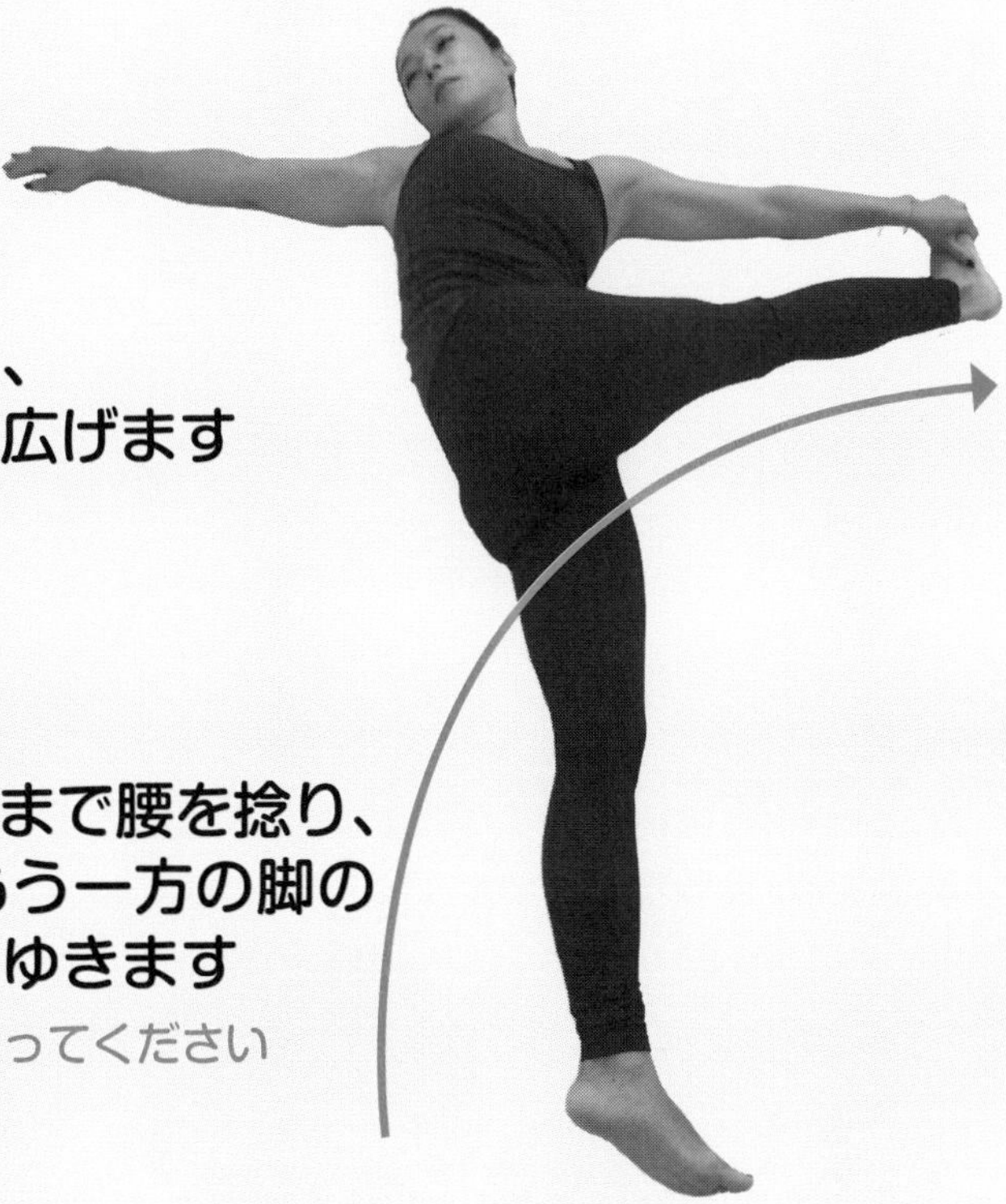

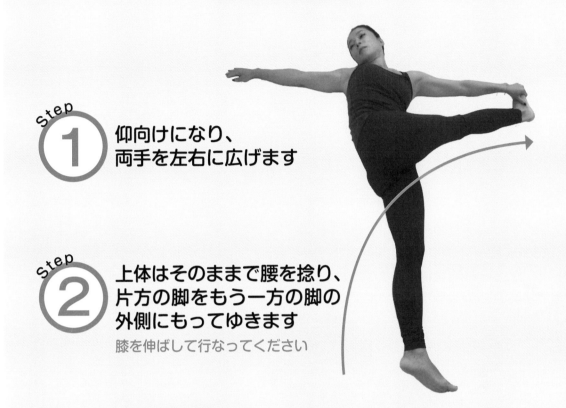

Step 1
仰向けになり、
両手を左右に広げます

Step 2
上体はそのままで腰を捻り、
片方の脚をもう一方の脚の
外側にもってゆきます
膝を伸ばして行なってください

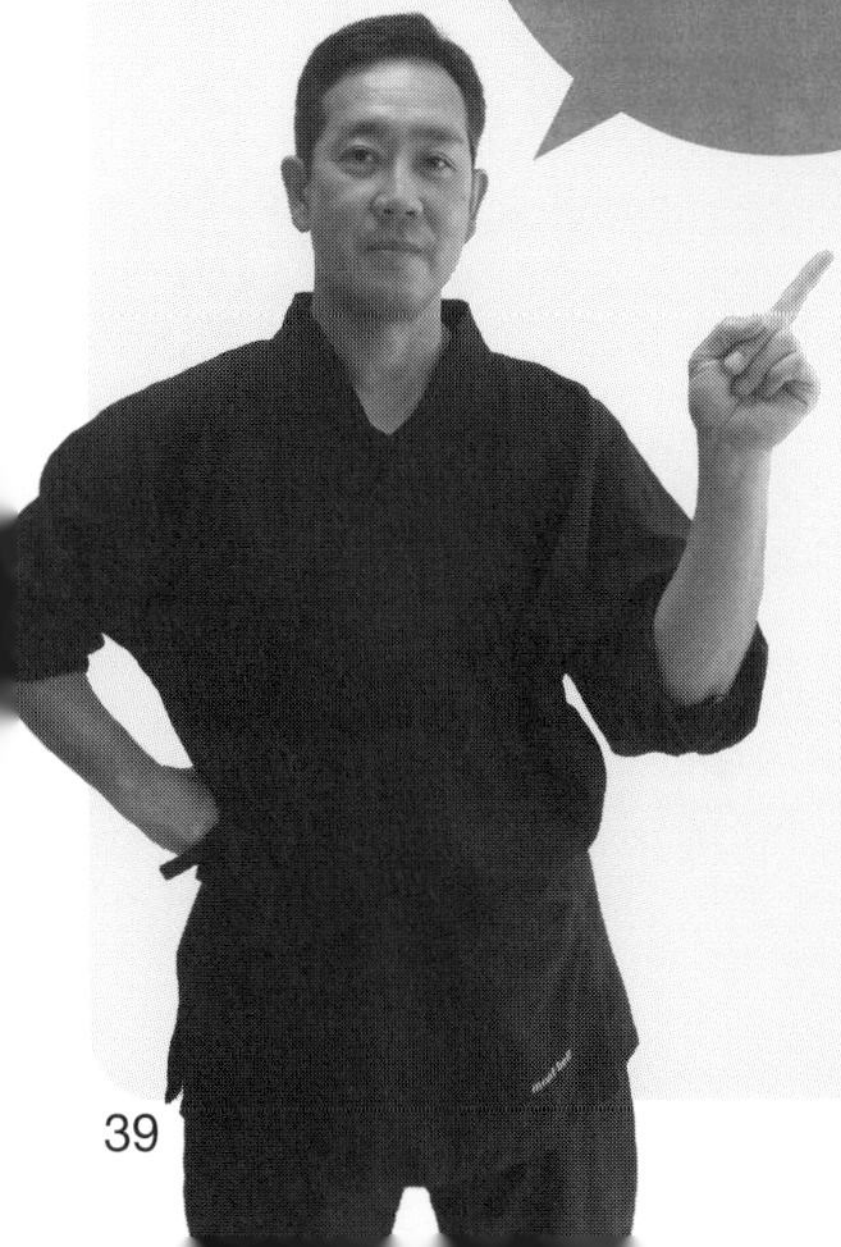
これは、腕や手の体操にもなります
五十肩の人はこの体操ができません

難しい人はここから!

膝に手を添え、曲げた膝が床から浮かないようにして背中を反らしましょう

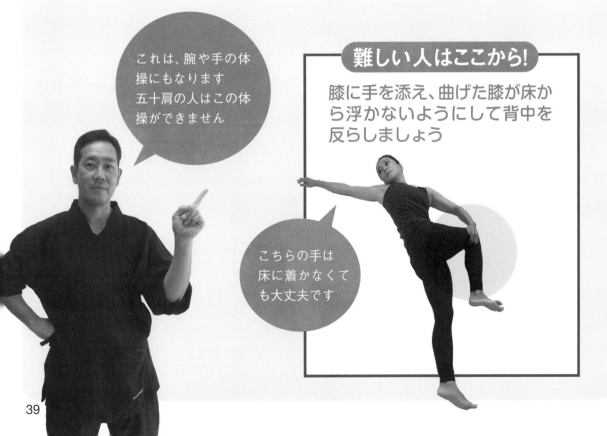

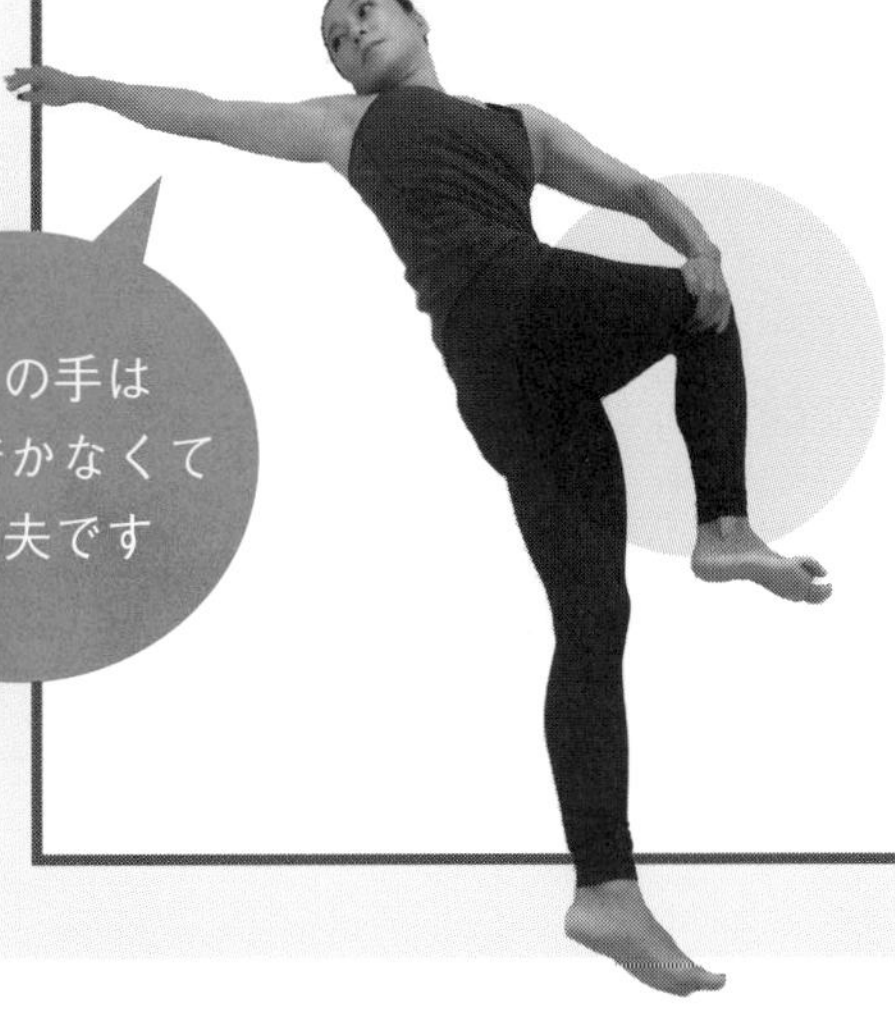
こちらの手は床に着かなくても大丈夫です

4 「脚の開閉」の動き

開脚ほど体を変えるのに即効性のある体操はありません。内股を伸ばすことで腰の反りができるからです。

また、開脚は骨盤と股関節にも影響するため、慢性腰痛、ヘルニア、脊椎管狭窄症、筋萎縮症などの改善を見込むことができます。

ハードル跳び越しの体操

Step 1 片方の脚は前に伸ばし、もう一方の脚の膝は曲げます

ちょうどハードルを跳び越すときのような形をとります

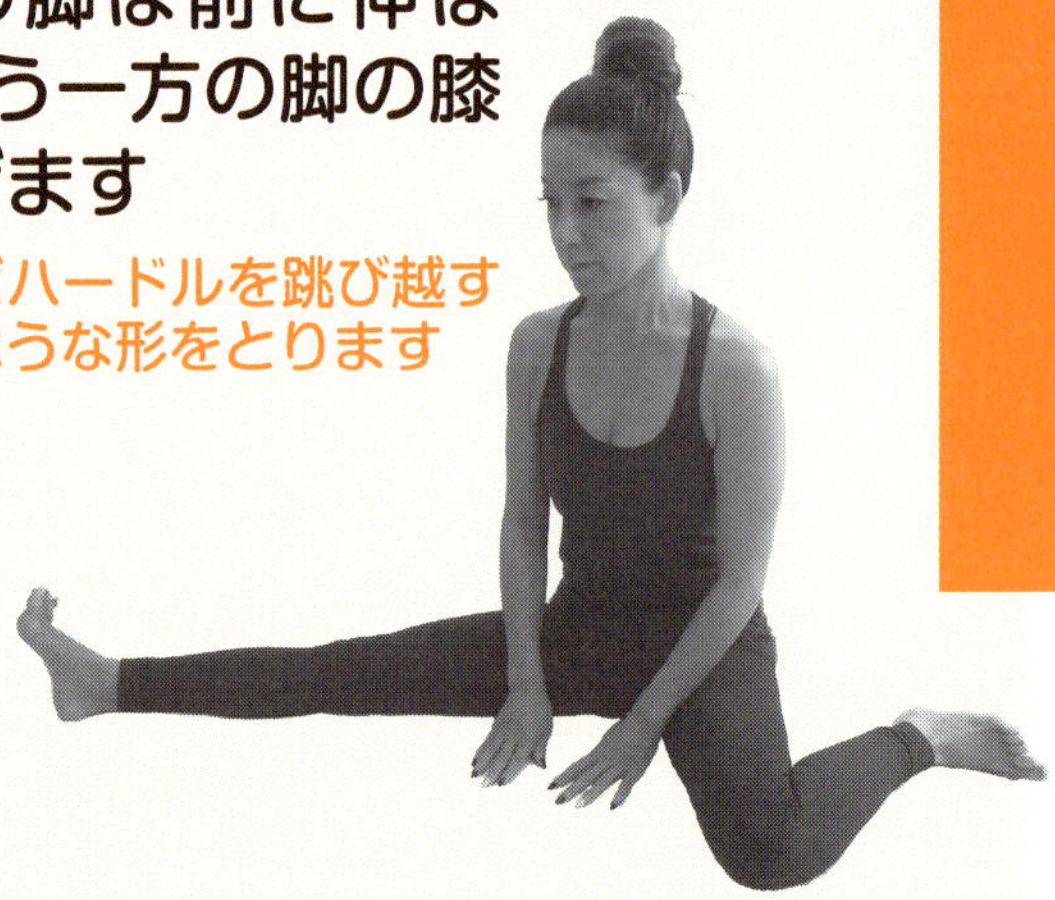

Step 2 股の間に上体を倒してゆきます

左右の脚で行ないます

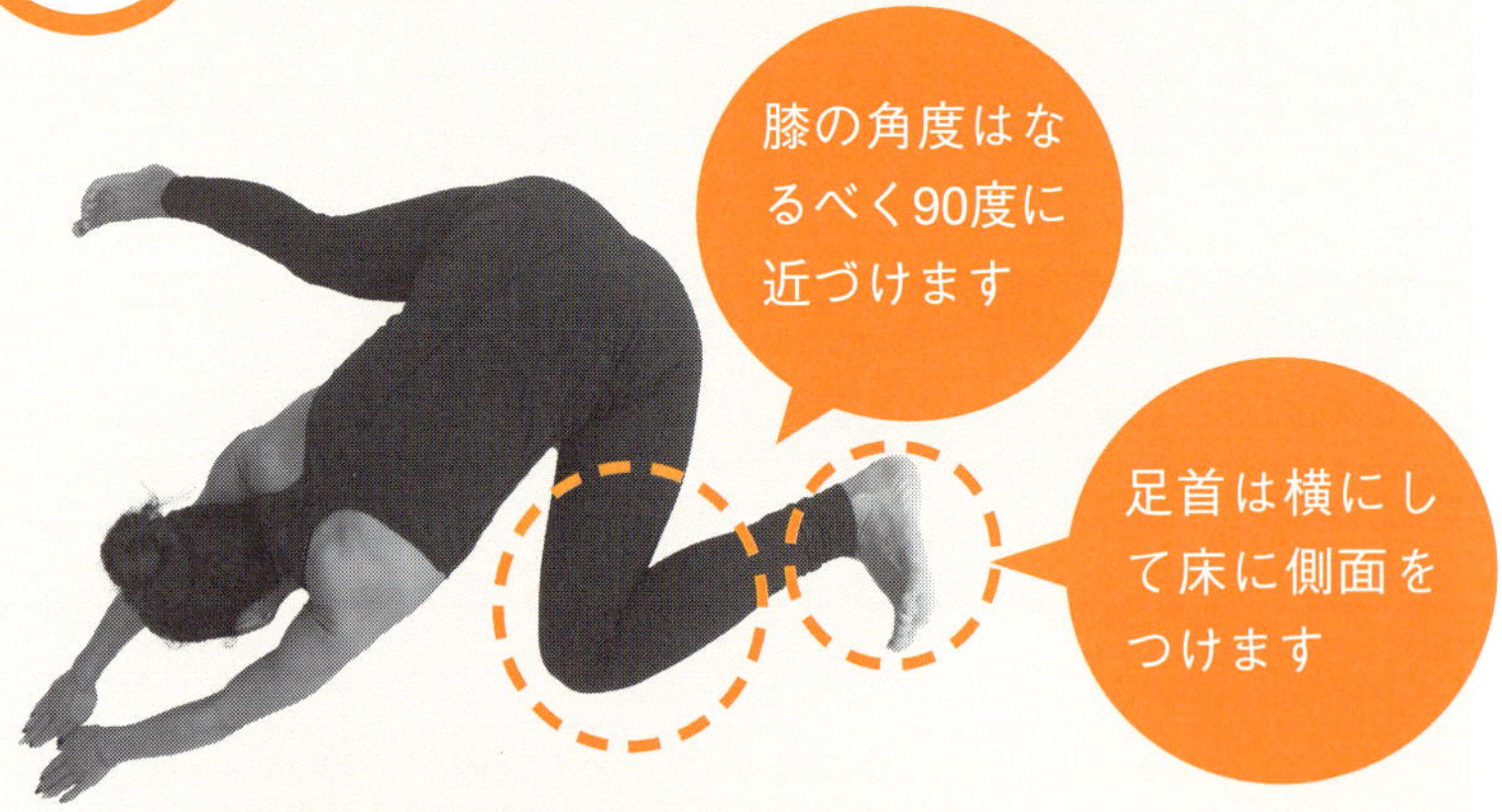
膝の角度はなるべく90度に近づけます
足首は横にして床に側面をつけます

難しい人はここから!

足首を伸ばし、膝も折りたたんだ状態からはじめてみましょう

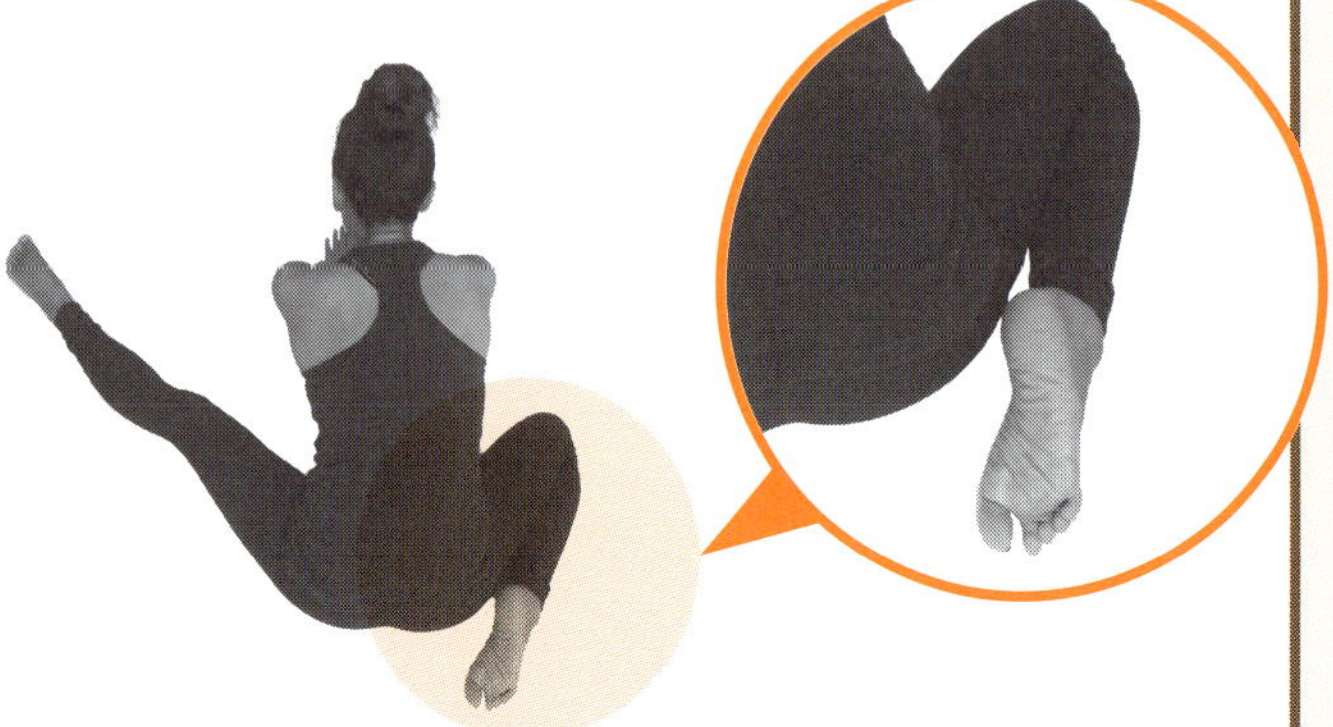

左右開脚前屈体操

Step 1 左右開脚をします

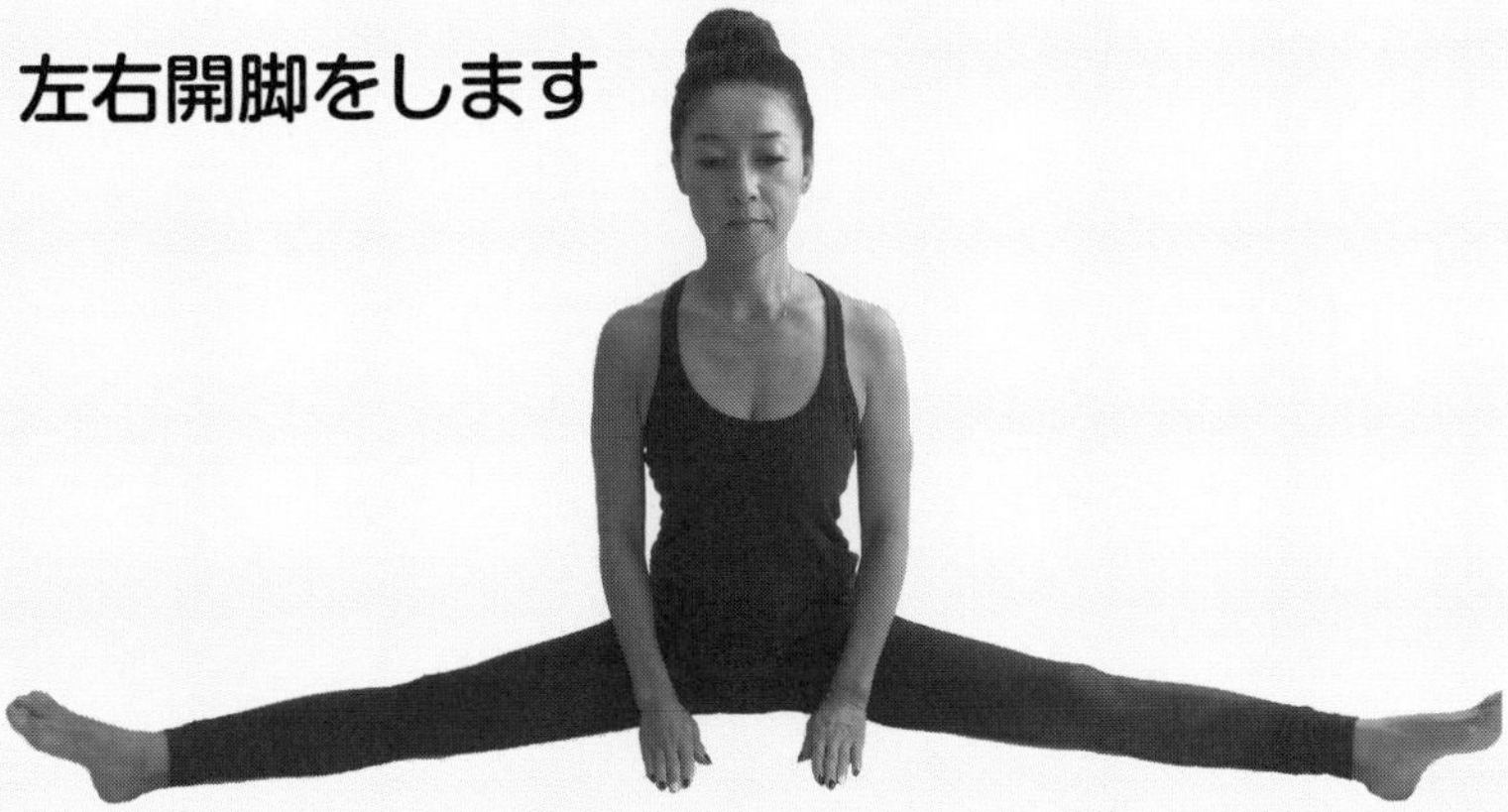

Step 2 つま先を天井方向に向けたまま前屈してゆきます

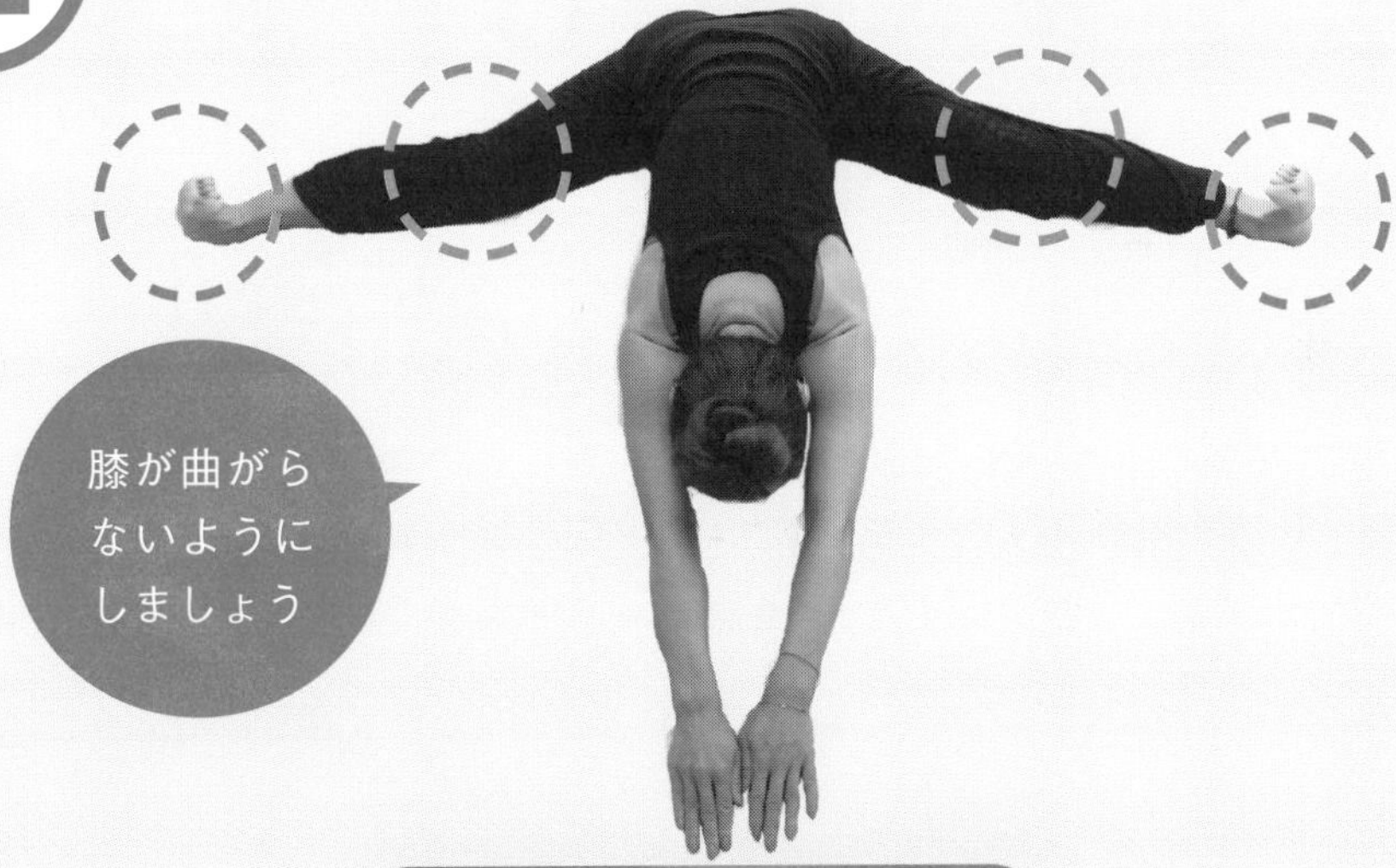

難しい人はここから!

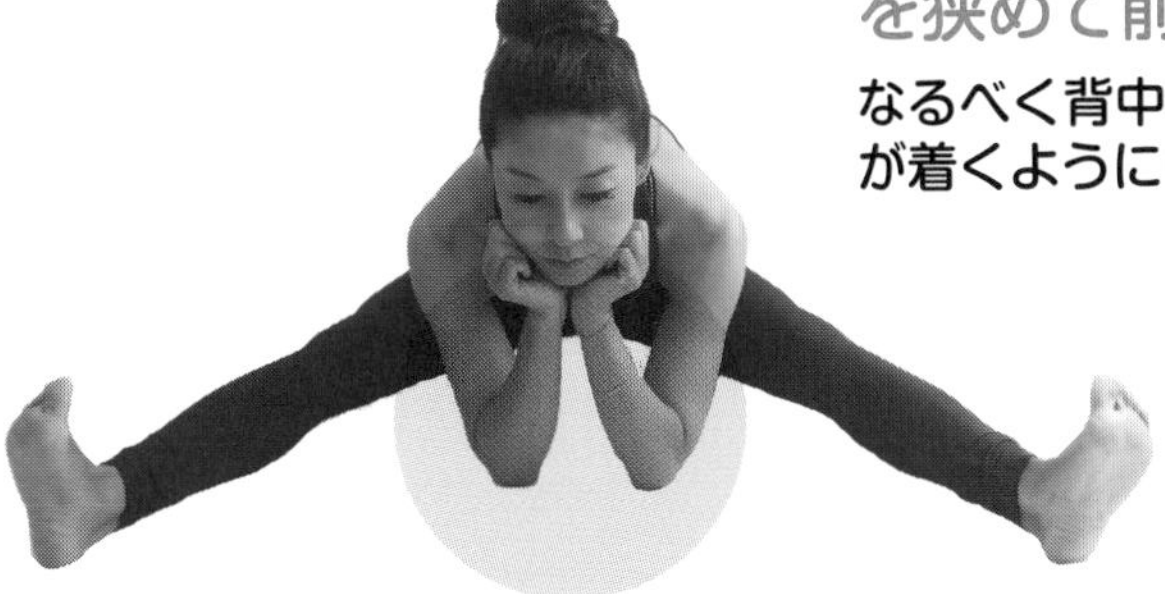

膝が曲がってしまう人は、開脚の幅を狭めて前屈しましょう

なるべく背中を丸めないようにして、まずは肘が着くようにしましょう

カエル足体操

Step 1
正座の位置から両方の踵《かかと》をお尻の外に出して座ります

Step 2
座れたら、足首を曲げ両方の足のつま先を横に向けます（カエル座り）

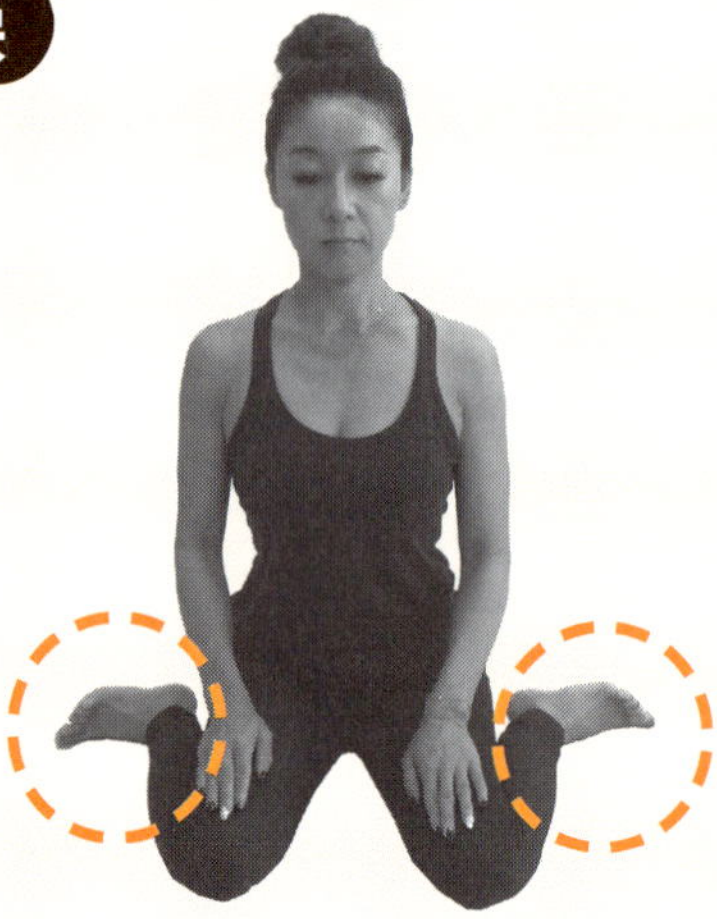

お腹を太ももの間に入れるようにしましょう

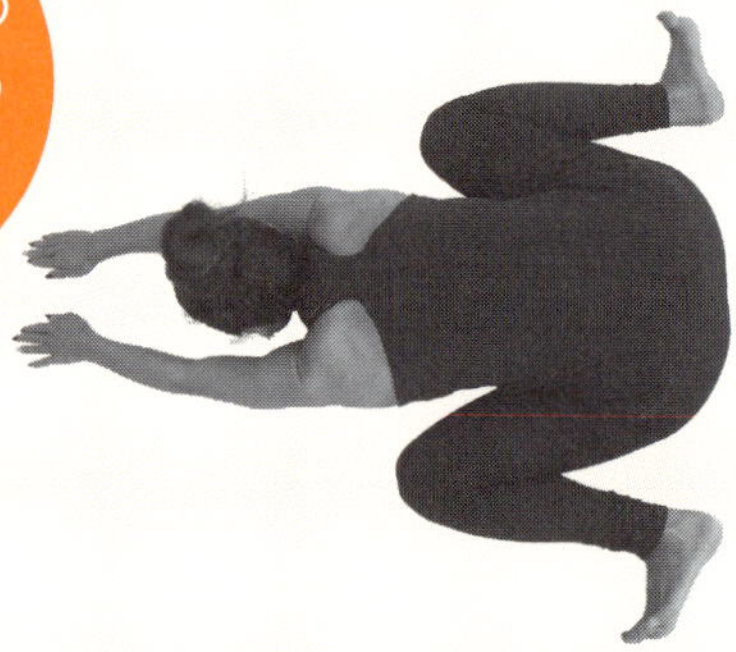

Step 3
前にお辞儀をします
お尻をなるべく持ち上げないようにしてください

Step 4
足はカエル座りのまま、今度は後ろに寝ます

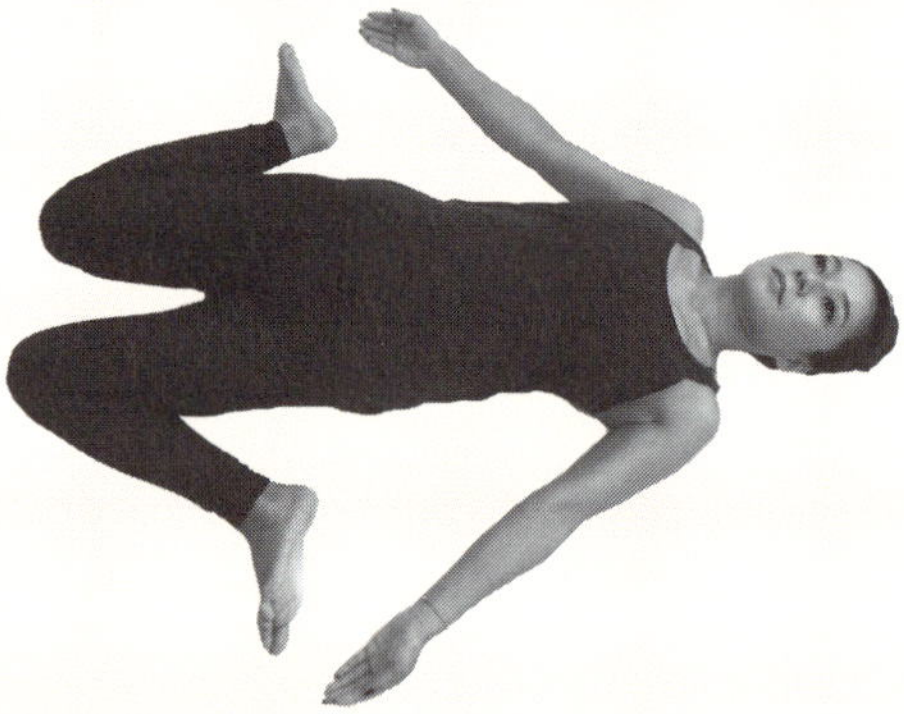

難しい人はここから!

Step 2
④が難しい場合も片脚は伸ばした状態で後ろに寝そべります

Step 1
③のポーズが難しい場合は片脚は伸ばしたまま行ないましょう

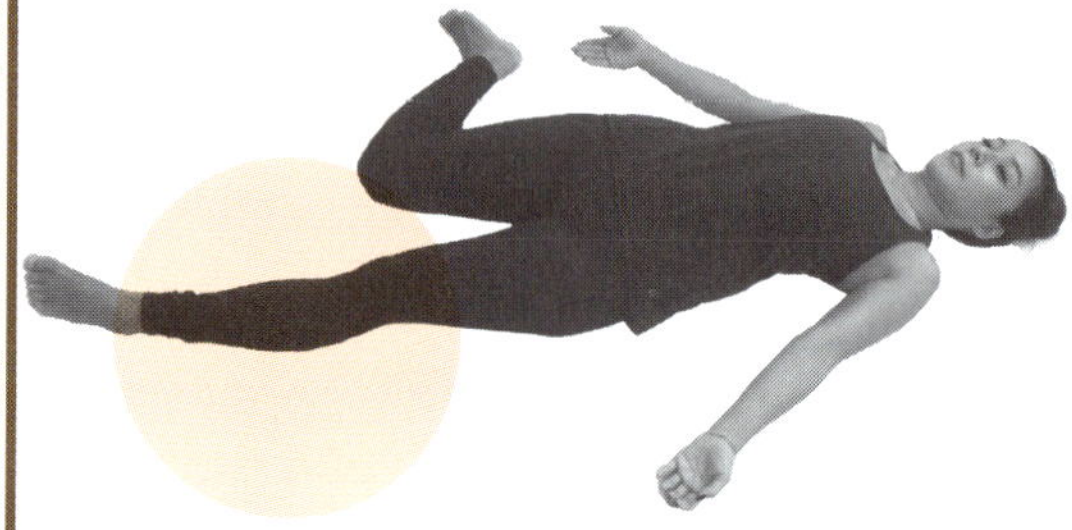

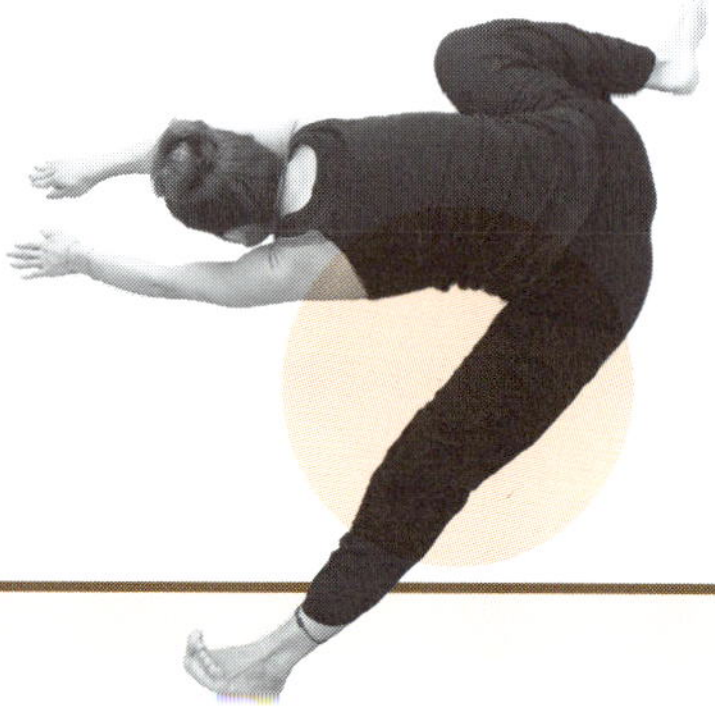

Step 5
カエル座りに戻り、両手を前に着き、お尻を持ち上げ、両膝を左右に広げます
できるところまで広げましょう

Step 6
膝、踵の角度が90度の位置で、今度は両股の内側を床に着けるように上下に腰を揺さぶります

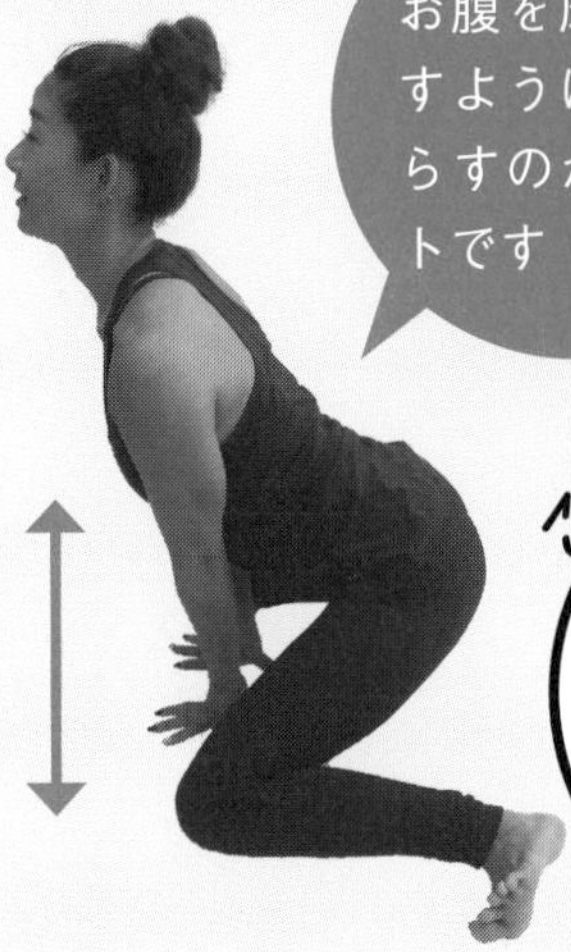

お腹を床に垂らすように腰を反らすのがポイントです

これはNG!

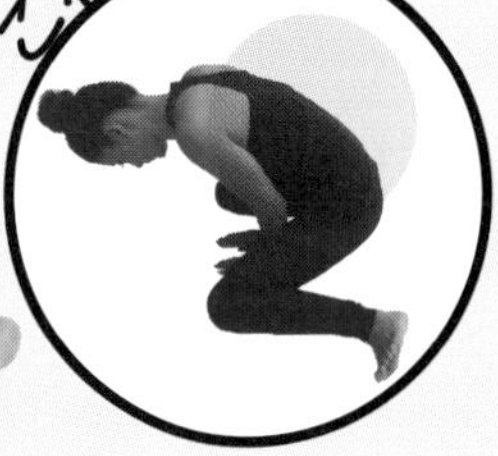

Step 7
なるべくその膝の幅のままで、お尻を床に着けるように座ります
この形が一番きつくなります

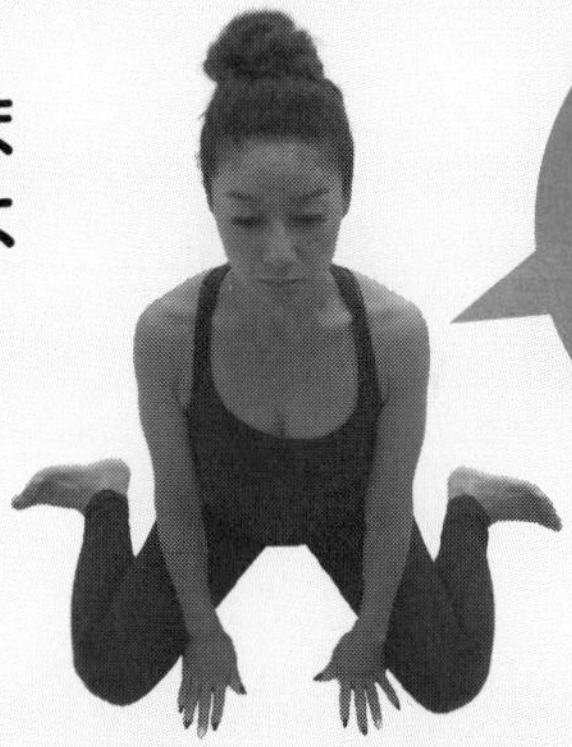

お腹を前に突き出して腰の反りを保つことが大切です

この体操は股関節の内側から仙骨２番にかけて弾力を作る体操で、女性にとってはとても大切な体操です

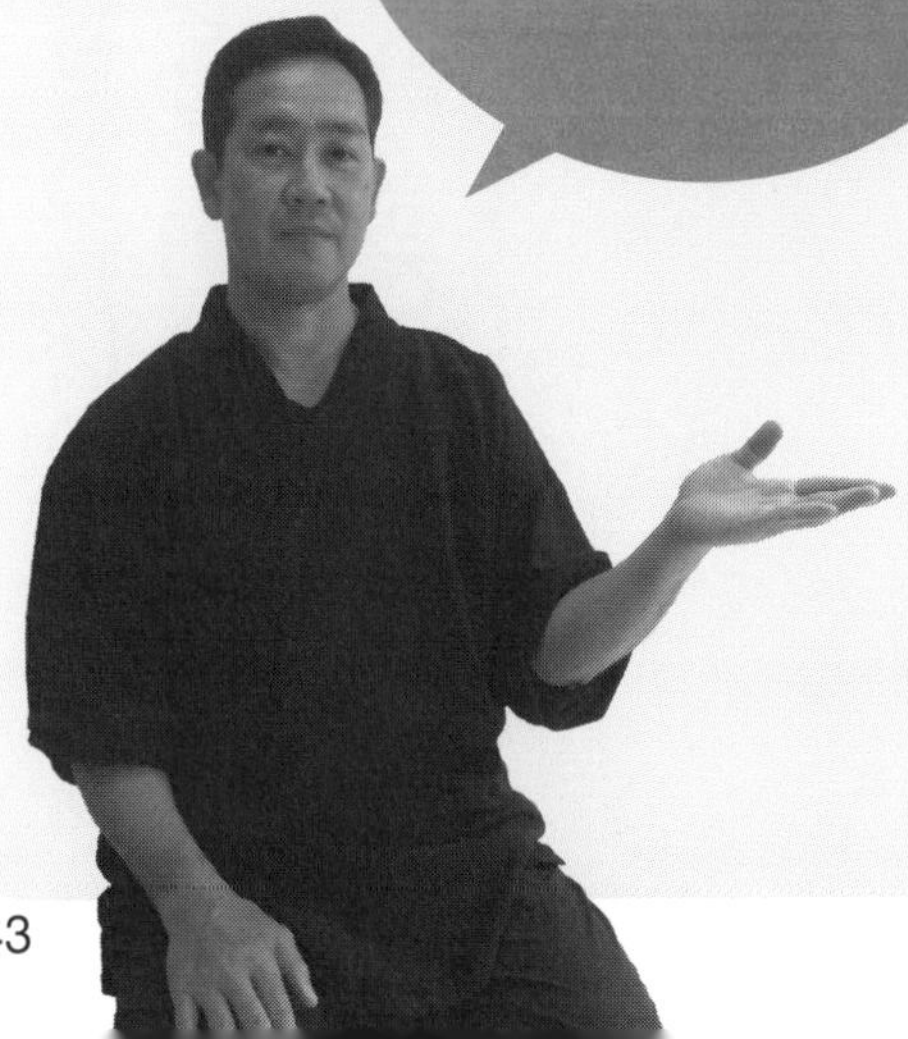

難しい人はここから!

Step 3
⑤のポーズが難しい場合は、無理せずお尻を浮かせたところからはじめてください

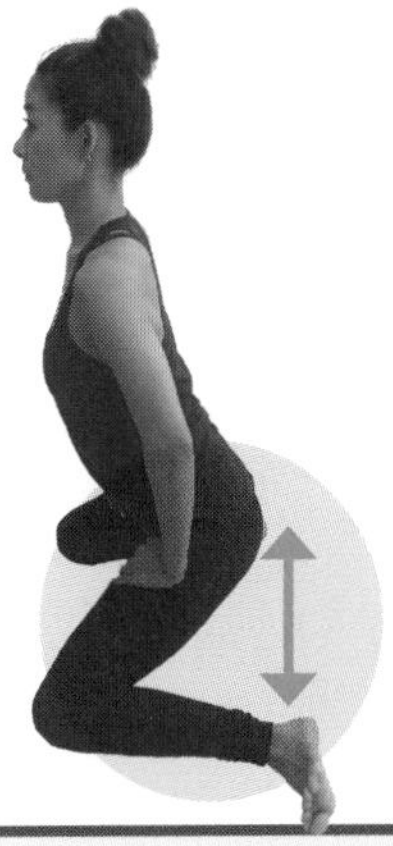

5 「前屈」の動き

腰椎5番は、腸骨の縁の弾力を司ります。腸骨の縁は、肺・呼吸器と連動し、脚の後ろの伸びとも連動しています。前屈の動きも、腰方形筋の弾力と関係します。

アトピー性皮膚炎や婦人科の問題は前屈の不具合で起こります。

前屈の体操①

Step 1 両脚を前に伸ばした状態で座ります

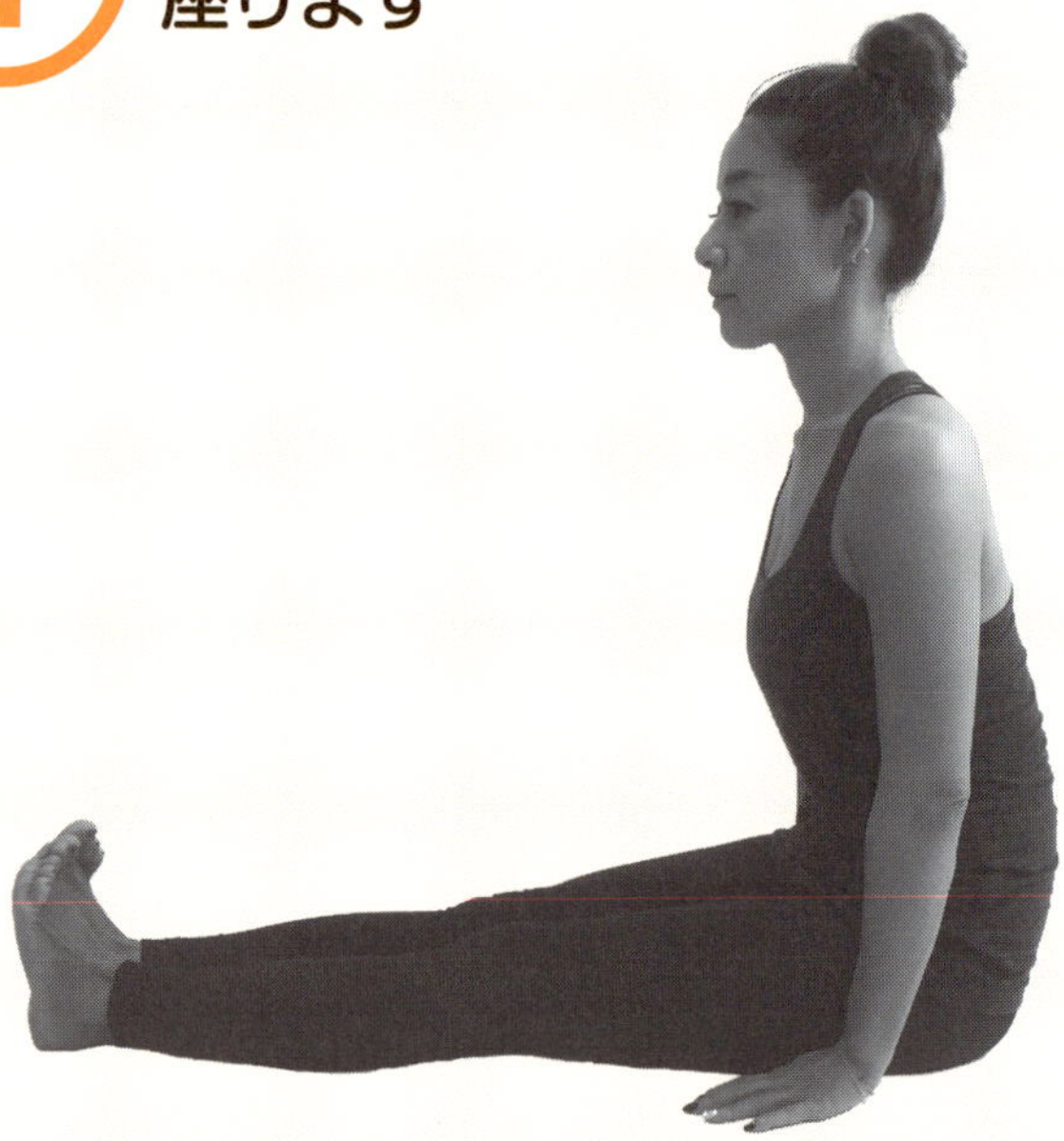

Step 2 そのまま前屈します
足の指を掴んでアキレス腱を伸ばしましょう

これはNG!

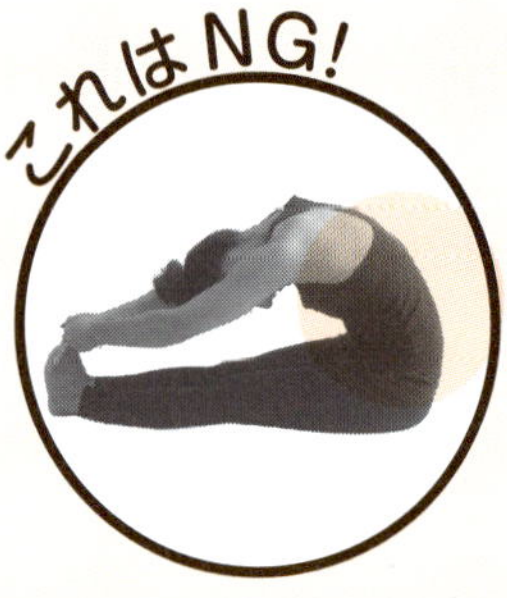

背中が丸まらないようにしましょう

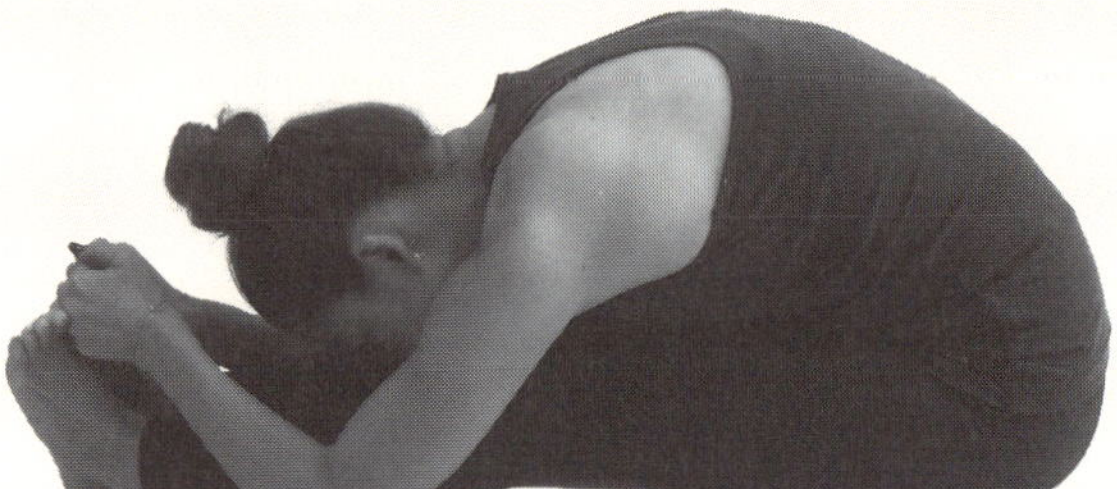

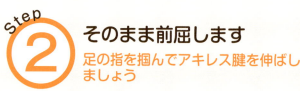

難しい人はここからやってみよう!

Step ①

膝を伸ばすと背中が曲がってしまう場合は、
座った状態でつま先か足首を持ちます

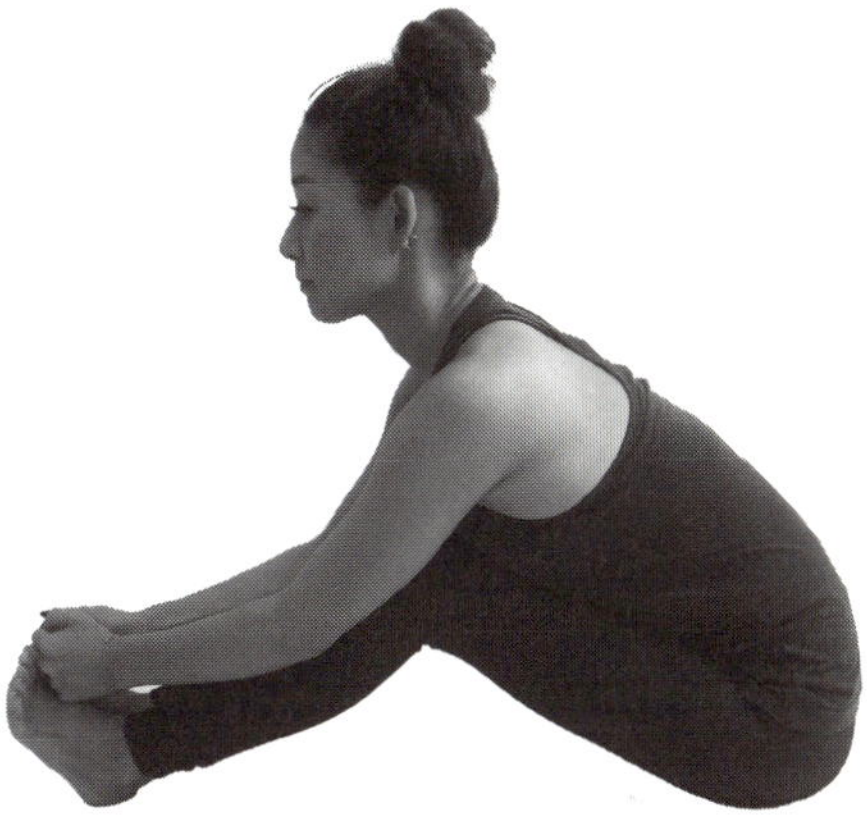

Step ②

そのまま膝を上下にバウンドさせます

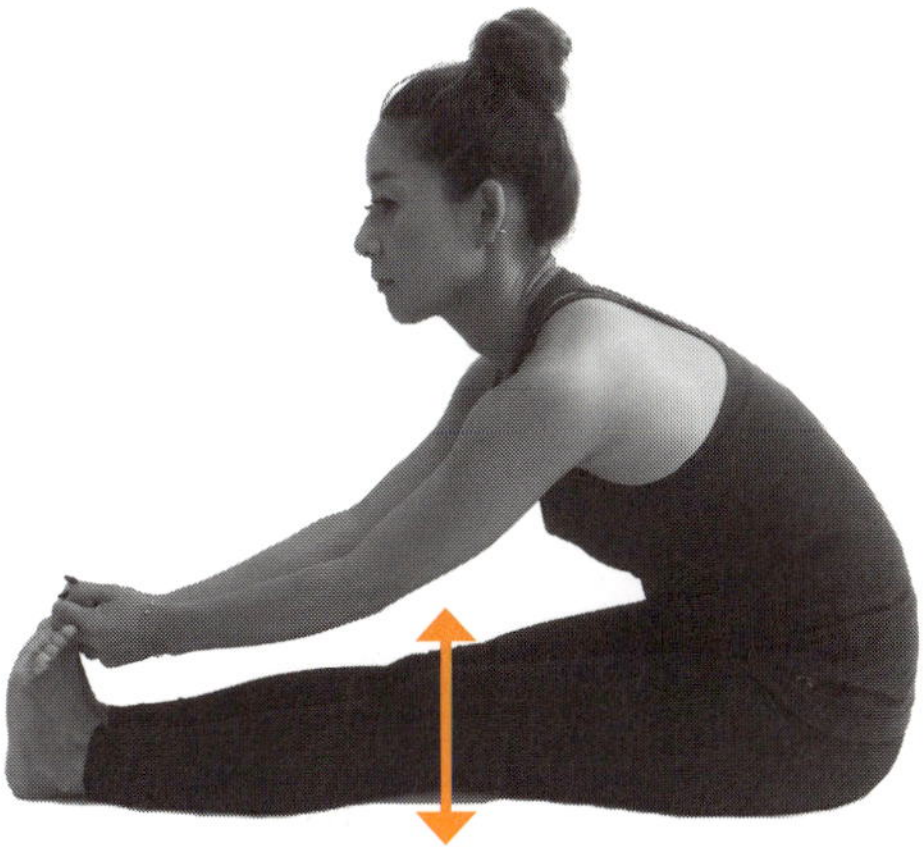

前屈の体操②

Step 1 仰向けに寝そべります

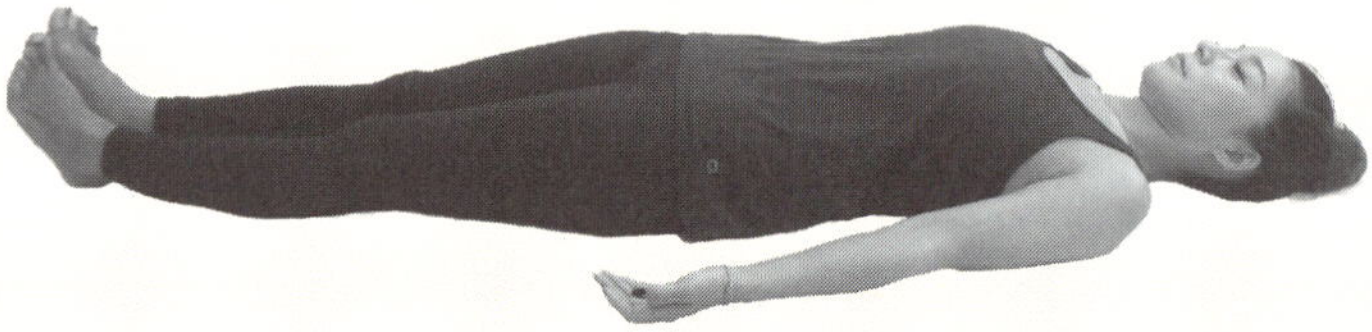

Step 2 両脚を上げてゆき、後ろでんぐり返りをするように、つま先を頭の上の床に着けるようにします

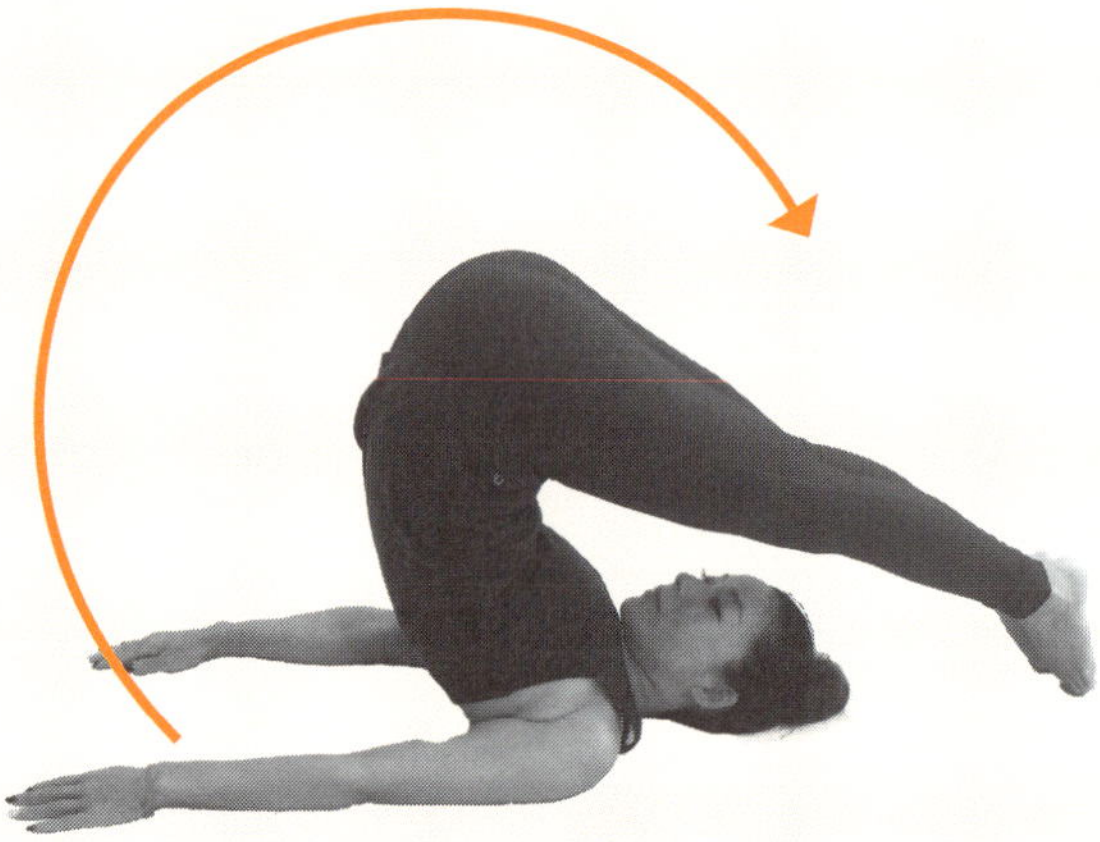

Step 3 両手をバンザイをしたり、背中側で肘を伸ばした状態で、指を組んで掌をひっくり返したりします

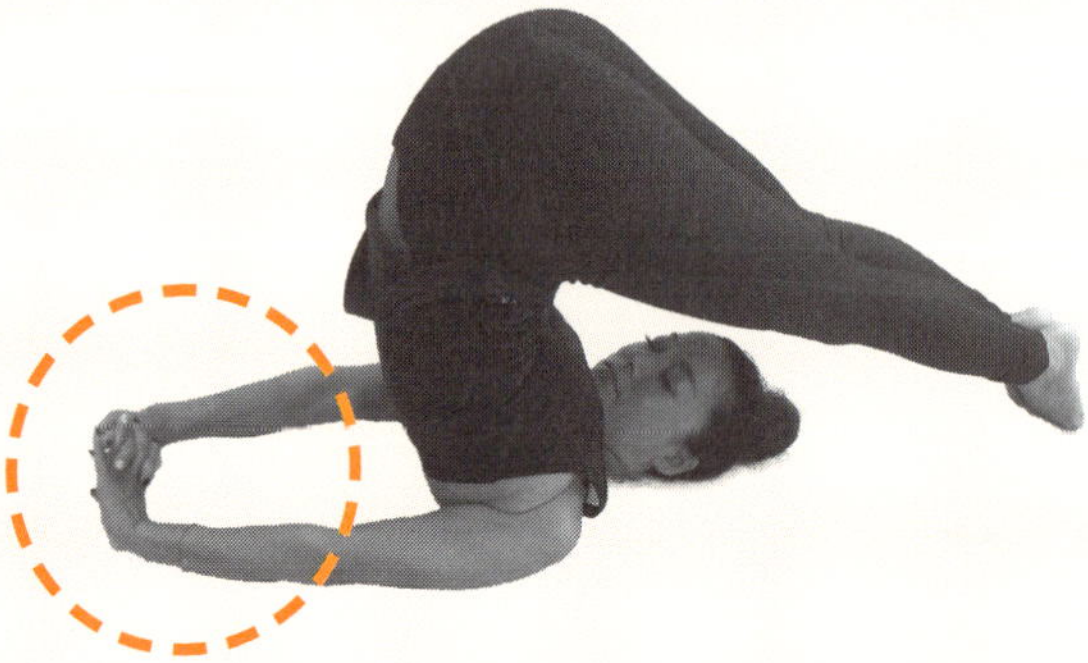

難しい人はここから!

脚が上がらない、床に着かない人は、腰に手を当てて持ち上がるところまで脚を上げます

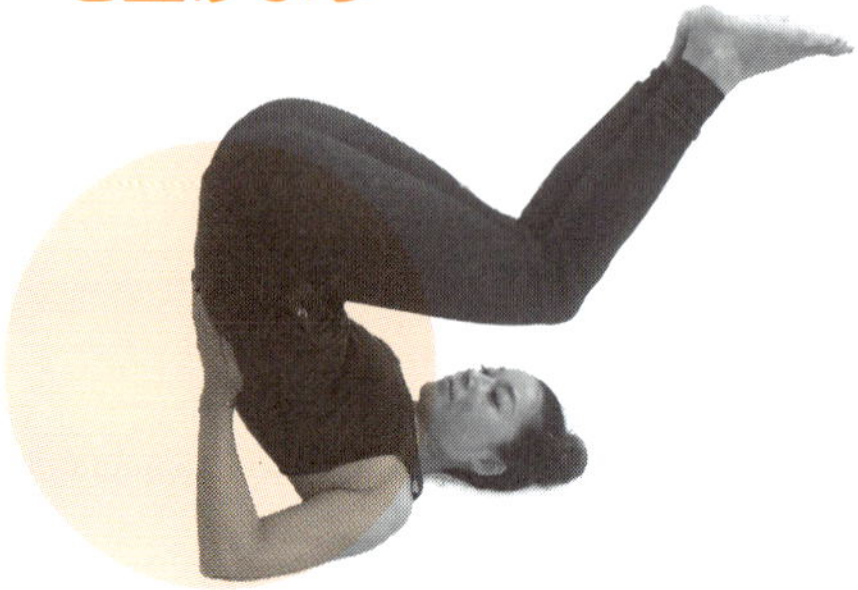

合せきの体操

Step 1 座って両膝を曲げ、両足裏を合わせ、さらに踵を股に近づけます（合せきのポーズ）

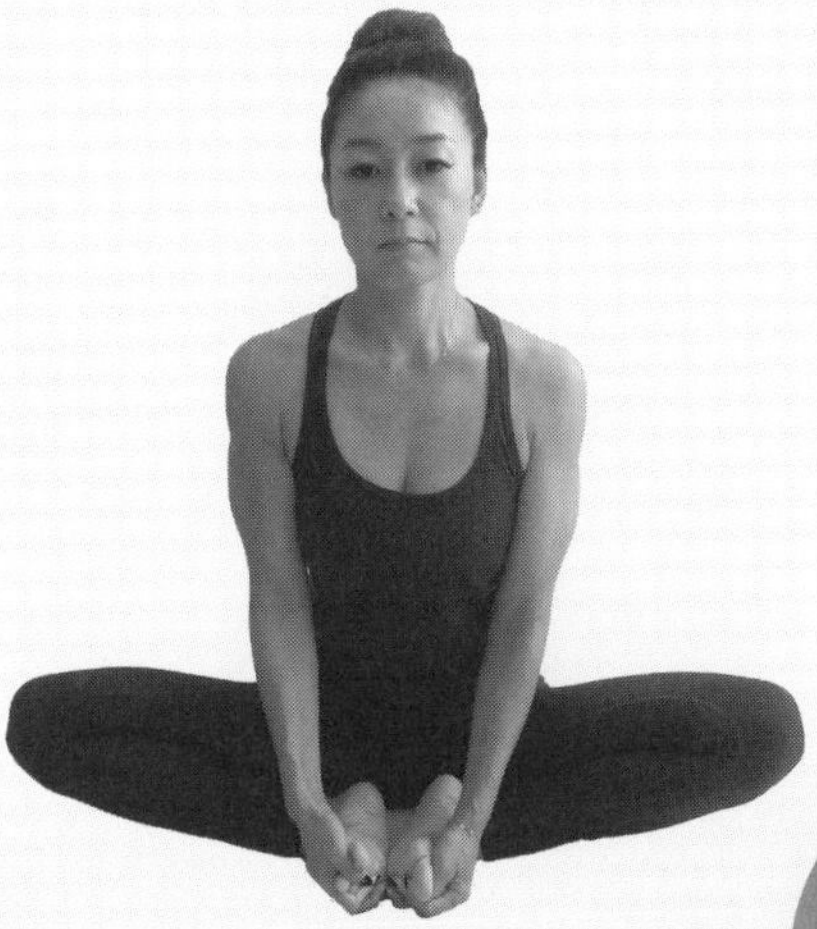

Step 2 そのまま前屈します

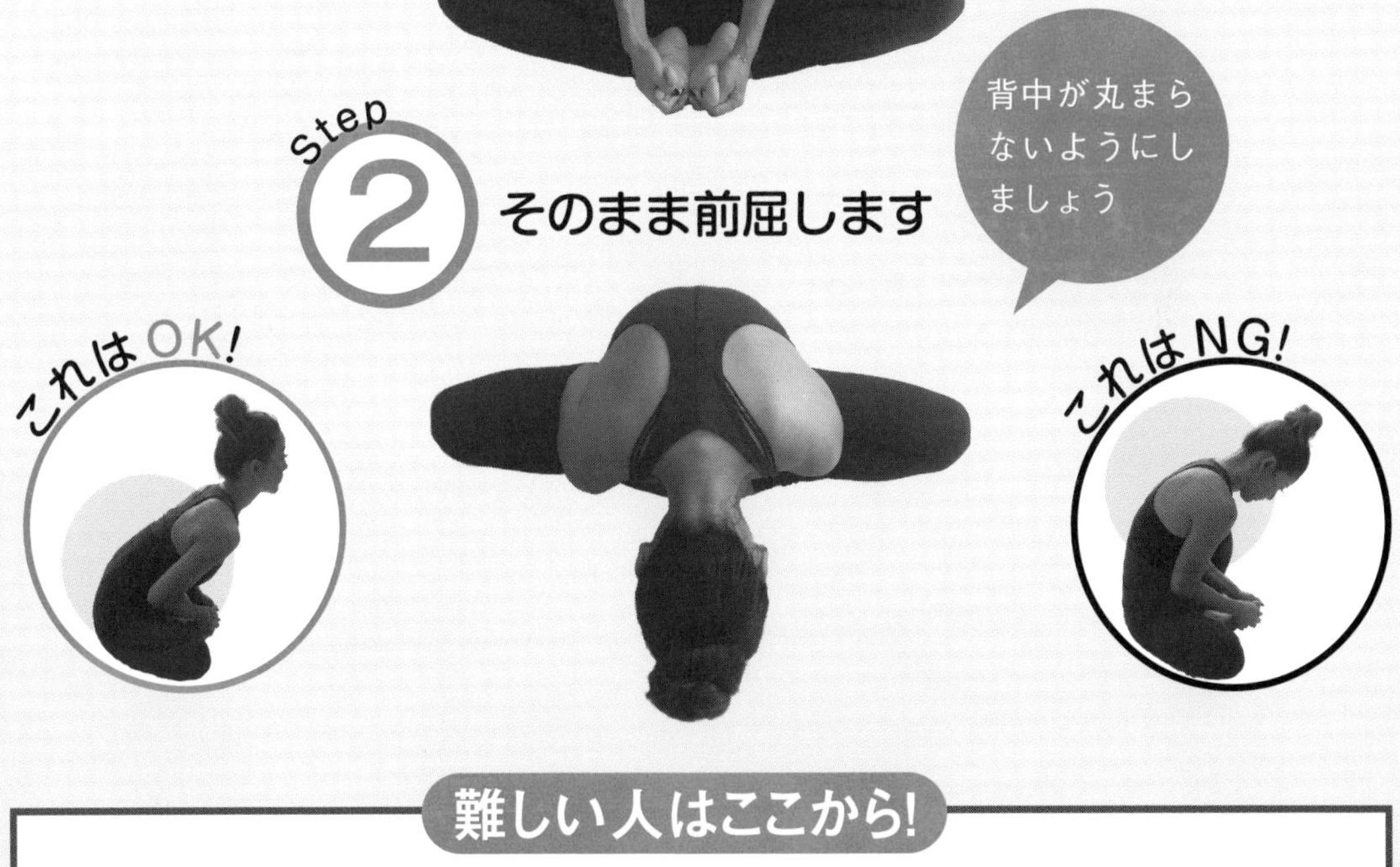
背中が丸まらないようにしましょう
これはOK!
これはNG!

難しい人はここから!

膝が床に着かなくても良いので、背中を真っ直ぐにします
そして肘を床に着けます

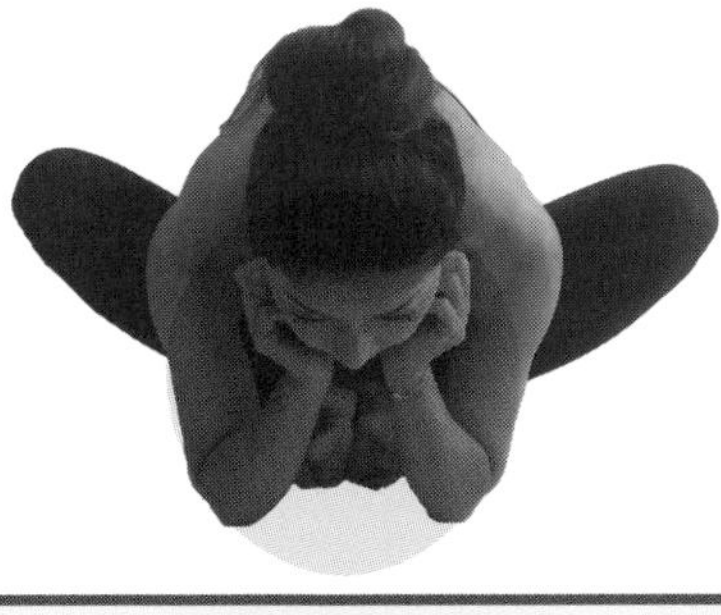

肩胛骨の体操

FPM以外の体操もご紹介しましょう。

まずは肩胛骨。肩胛骨を浮かせて腕を動かすことは体にとって理想的な動きです。肩胛骨と腕は一体で動かすべきなのですが、現代人はこの動きが苦手です。

肩胛骨の動きの確認運動

Step 1
お互い向かい合って
お互いの両掌を上下に合わせます

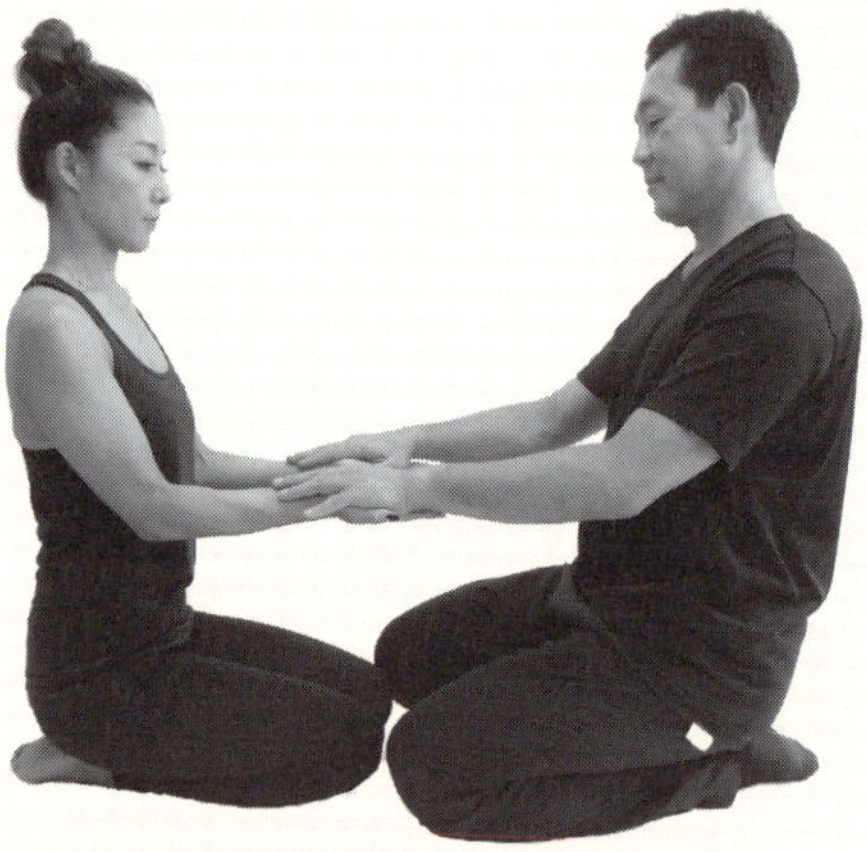

Step 2
一方は上から押さえ
一方は下で受けます

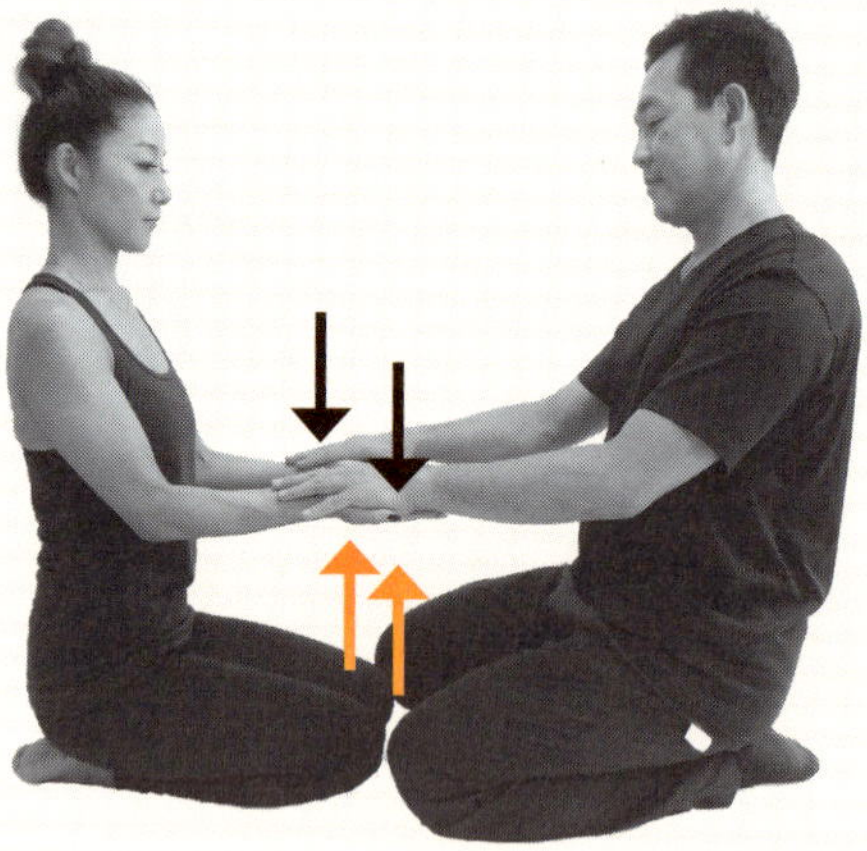

Step 3
少しの力で上から押さえてみて
それを一方の人は下の手で受けてみましょう

肩胛骨が互いに浮くかどうかです。腕だけでやっている人は肩胛骨が浮きません

後ろ手を組む体操

Step 1 後ろで左右の指を組み顔を左右に向けます（後ろ手組み）

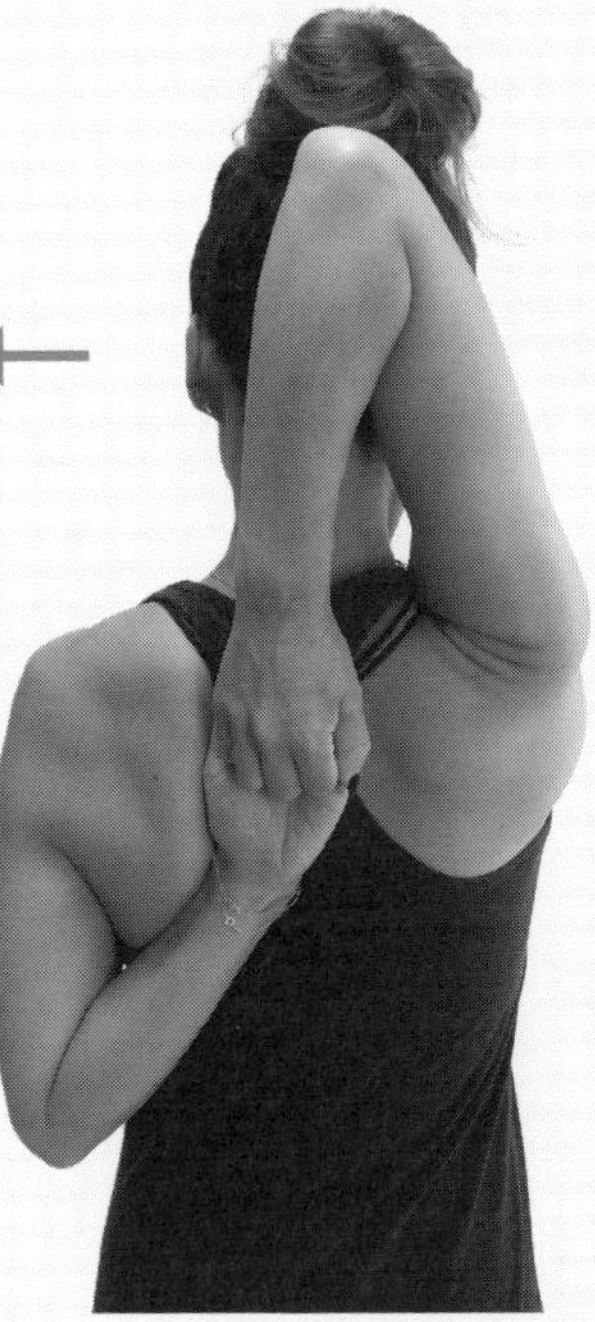

顔は傾けずに、真横を向くようにします

上に持ってきた肘を、できるだけ頭の後ろ（後方）に持ってゆくのがポイントです

心臓病、五十肩、脳卒中、肩こり、顔面神経麻痺、慢性の頭痛、突発性難聴、また、肺の問題は肩胛骨を浮かせられない人に多いのです

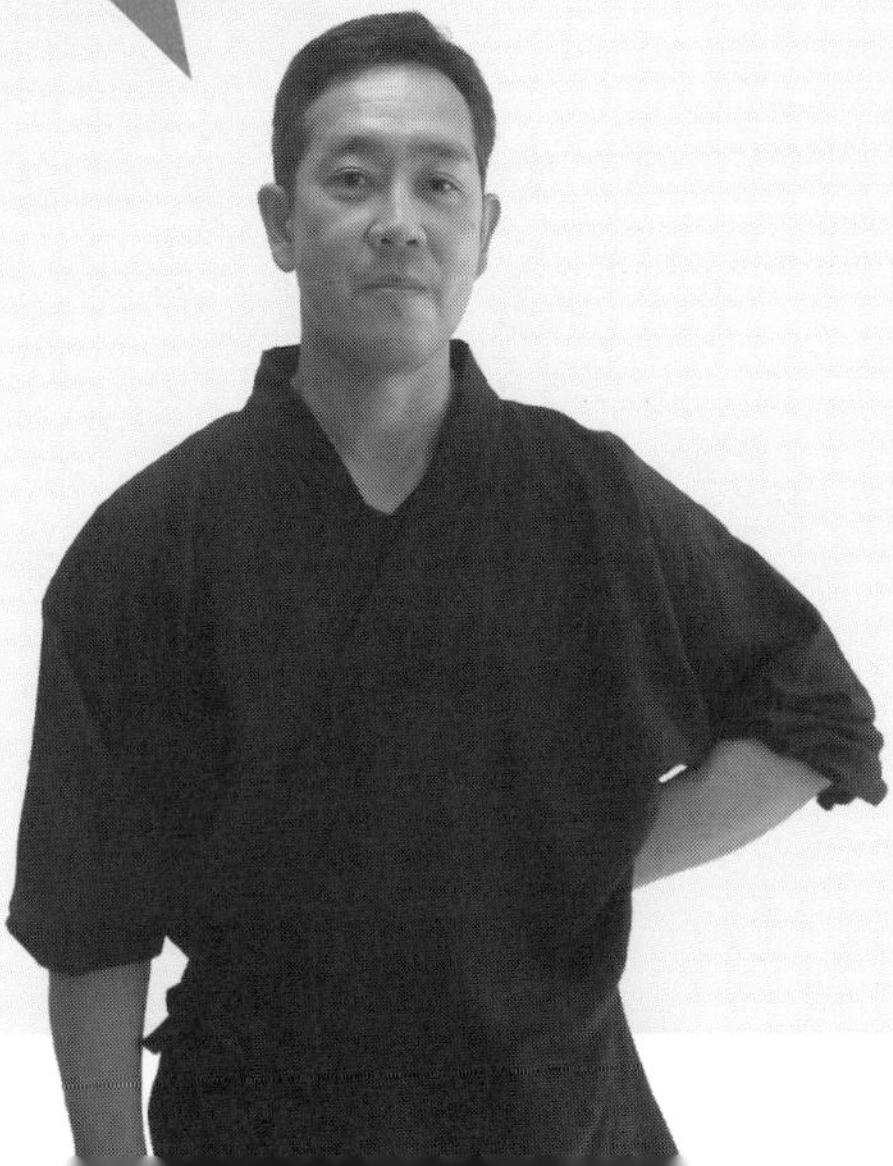

難しい人はここから!

手が届かない方は、タオルなどを持って行なってください

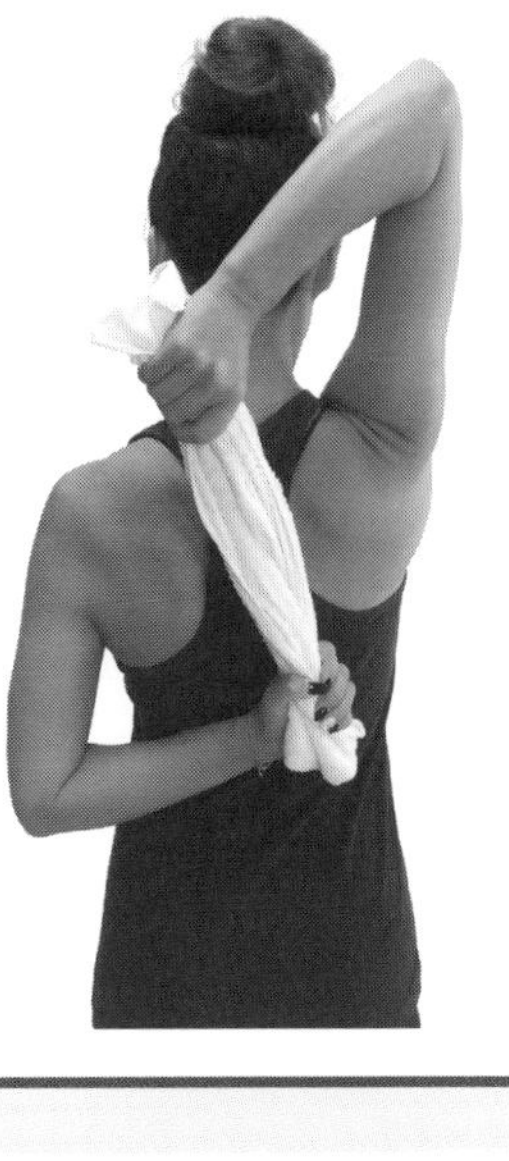

内股の訓練法

次は内股（股関節内側）です。

膝のお皿と、つま先（特に人差し指・中指）はいつも同方向に向いているのが理想形です。

内股の力で歩く感覚を引き出しましょう。

四股立ちの形

Step 1

四股立ちをします

腰を真っ直ぐにした状態にしてください

これはNG!

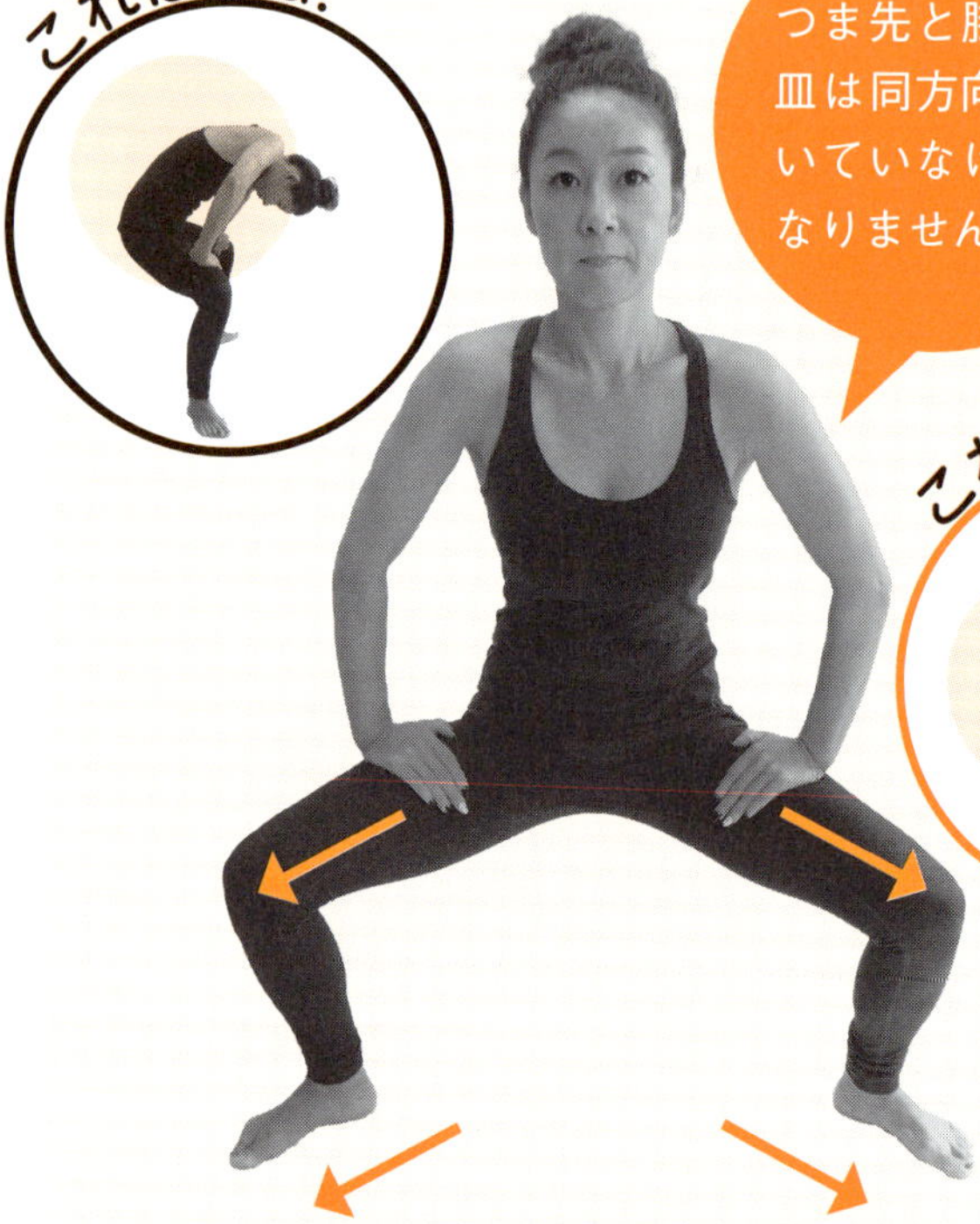

つま先と膝のお皿は同方向を向いていなければなりません

これはOK!

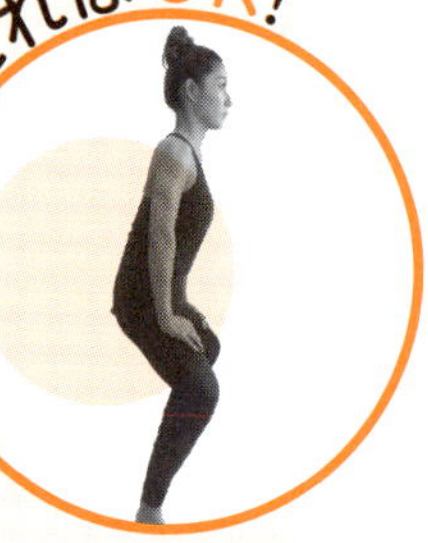

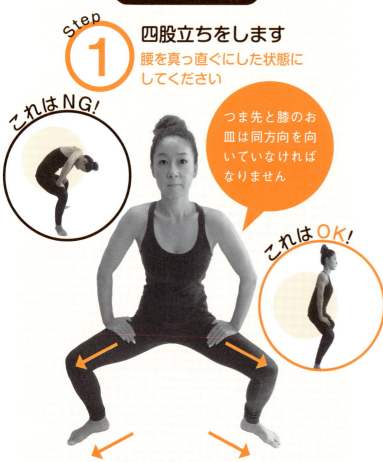

難しい人はここから!

その場で四股立ちを行なうのが難しい場合は椅子を使ってみてください

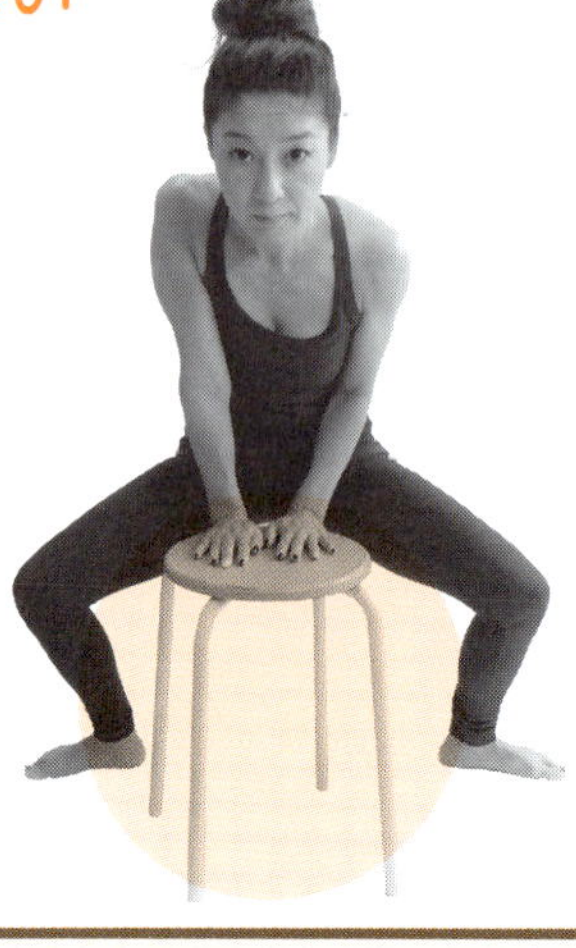

四股立ちの形から指を組んで上下に伸ばす体操

Step 1
まず、指を体の前で組んでから四股立ちをします

指を返しながら天井方向に腕を伸ばしましょう

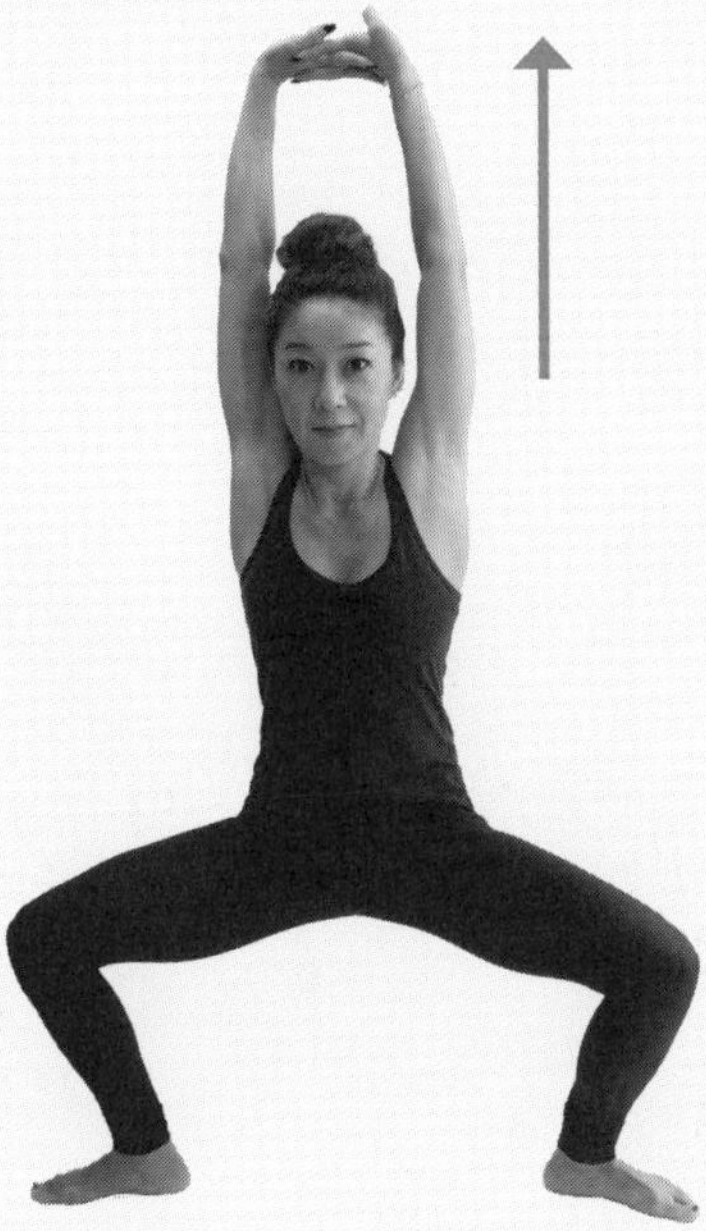

Step 2
今度は背中の後ろで指を組んでから四股立ちをします

指を返して床方向に腕を伸ばします

指は組んだまま手のひらを背中に向けるように回転させてから床の方向に向けます

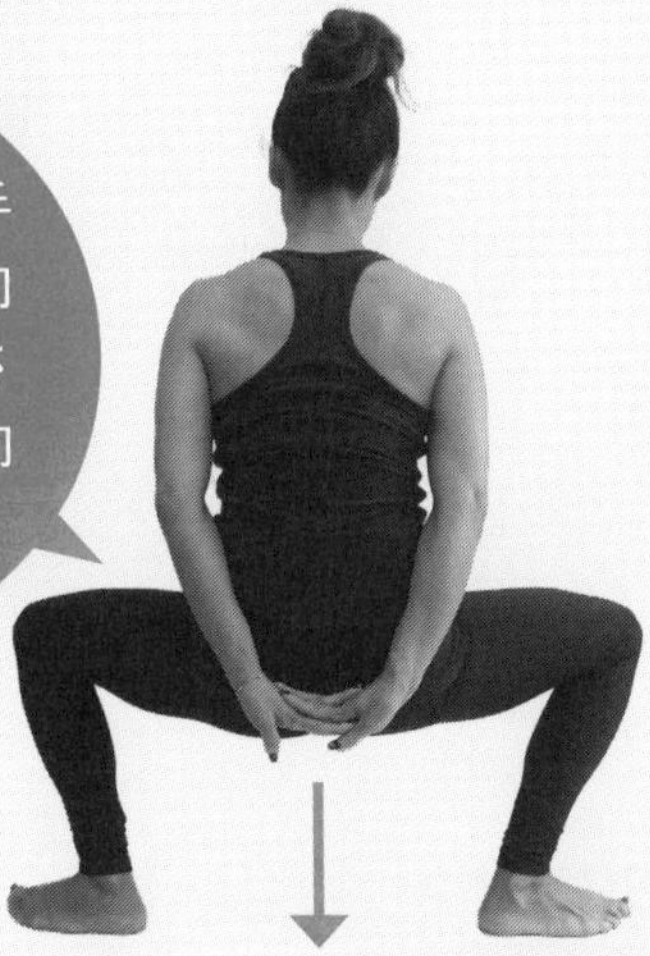

難しい人はここから!

Step 1
四股立ちはできる範囲にし、天井に腕を伸ばします

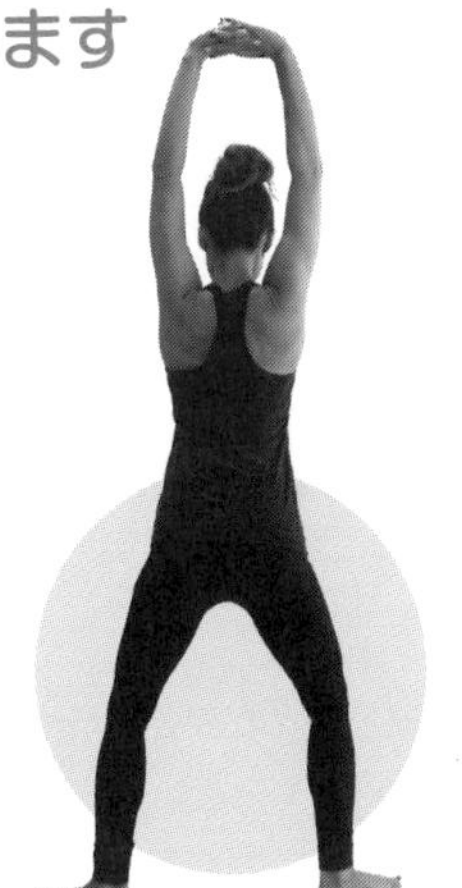

Step 2
②も同様にして、床方向に手を伸ばします

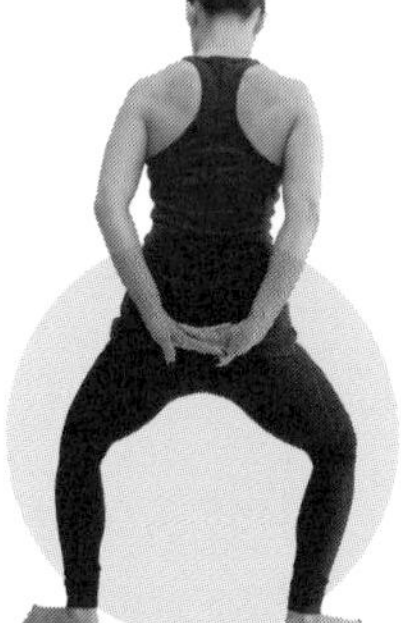

蹲踞立ちの繰り返し体操

Step 1

まず、足のつま先を90度に開き、
気をつけの姿勢になります
そこから、腰を落としてゆき
蹲踞《そんきょ》の姿勢になります

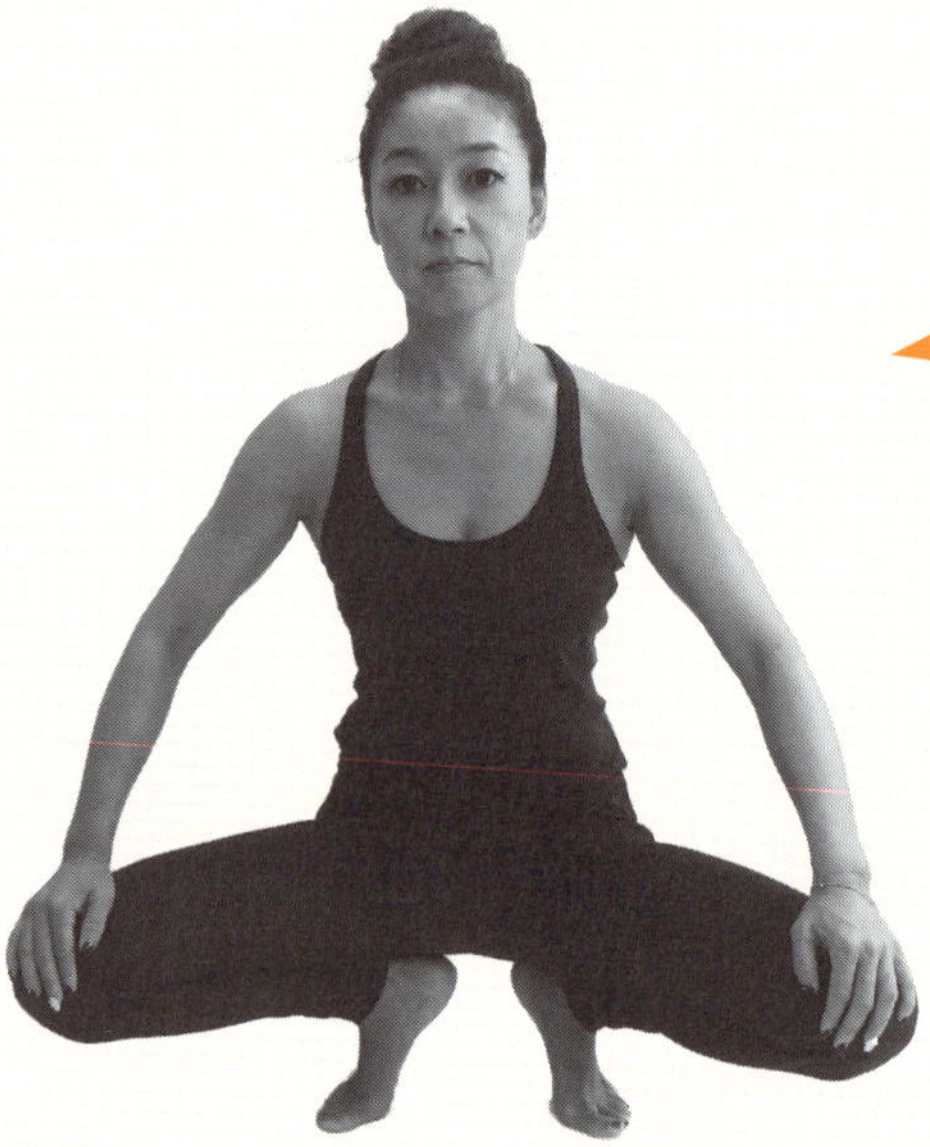

蹲踞の時は踵は浮いていて、足のつま先で立っています
蹲踞の時に、体が前屈みになってはいけません

Step 2

そして直立することを繰り返します
10回ワンセット行ないます

難しい人はここから!

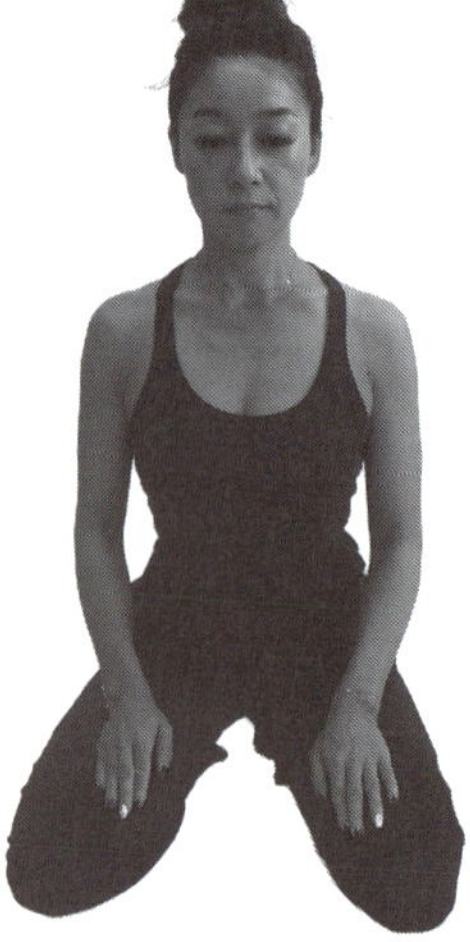

蹲踞が難しい場合は、
代りに膝立ちで座るところから
はじめてください

膝回し体操法

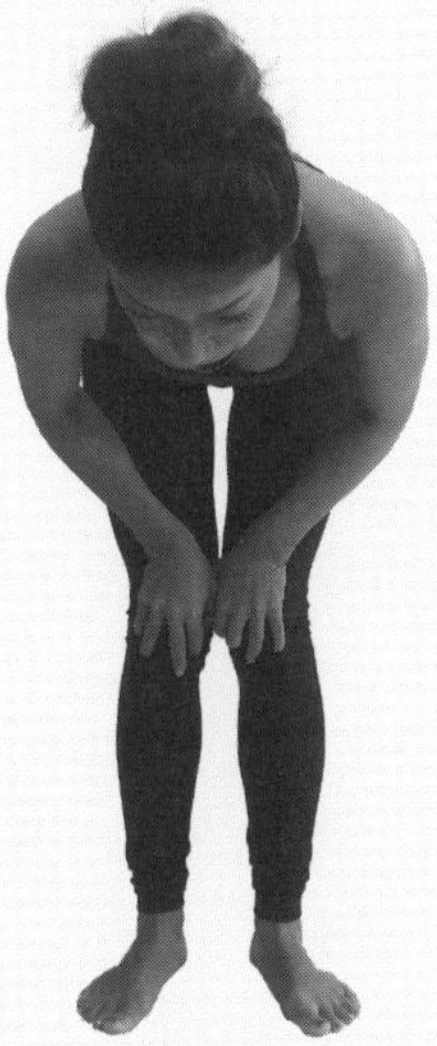

Step 1

蹲踞立ちの繰り返し体操の直立の姿勢から両膝に手を置きます

Step 2

腰を落として膝を内から外へ回してゆきます

この時、中途半端に膝を回さないで、大きく回してゆきます

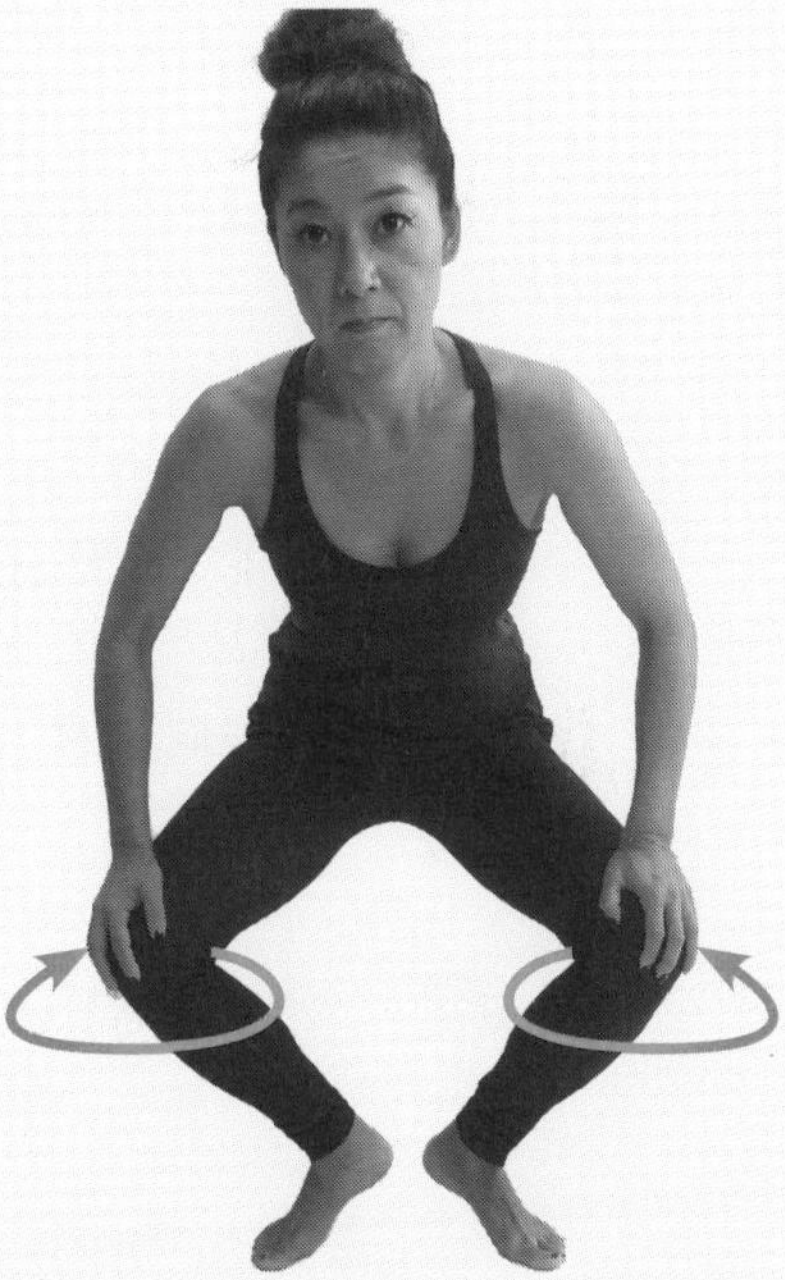

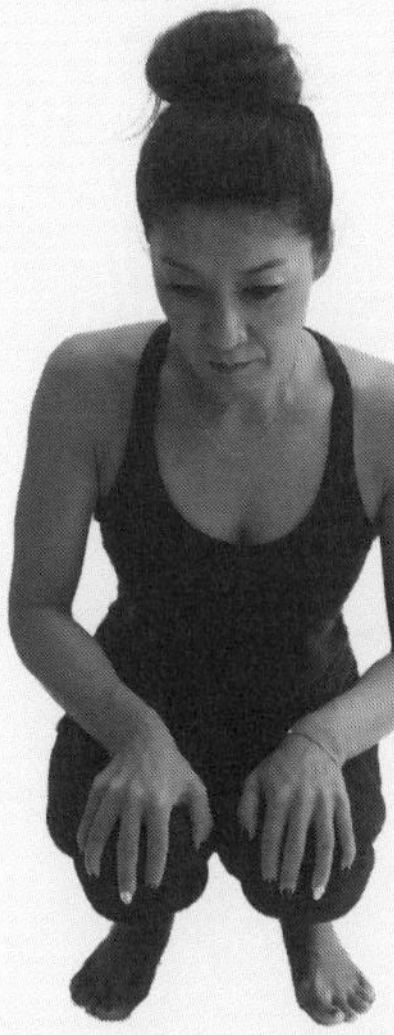

Step 3

膝を回しながらできるところまでしゃがみます

それを10回ワンセット行なったら、今度は膝を外から内に回してゆくことを10回ワンセット行ないます

この姿勢の時は体は前屈みにならないように注意します

コラム2　薬がゆがみの原因となる

薬は体の感受性を眠らせてしまう

薬は人の体を治すものなのでしょうか。私は「NO」だと思います。

なぜかというと、整体の現場で人の体をみていると、薬を飲んでいる人の体はおかしいのです。

おかしいというのは自然ではないということです。

病気を呈する体は、ある意味自然です。体が捻れて歪んでいる状態は理由があって歪んでいるのです。

それは、構造的にはXの連動性によって体をみれば読めるし、その人のストレスの大きさというのも、体をみれば納得がいきます。

ですから、その人の体の方向性も、ある程度察しがつきます。

しかしながら、薬を飲んでいる人の体は、体が読みづらいのです。それは、薬によって、本来の体の様相が隠れてしまうからなのです。

わたしはよく、「眠らされている体」という表現をしますが、まさに、薬によって感覚機能や感受性を眠らされているかのように感じるのです。

本来は、高血圧であるのが自然であるのに、薬によって眠らされ不自然に下げさせられている。

本来は痛いのが自然なはずなのに、薬によって眠らされ不自然に痛みを感じなくさせている。

そういった状態の体を持ってこられて、「さあ、みてください。良くしてください」と言われても、寝ている体ですから変わらないのです。

自分で体を良くするという気持ちが大事

そして、一番の問題が、薬を常用する人は、心の傾向として常に何かに依存して、自分の体を自分で良くしてゆこうという気持ちがなくなってしまうということなのです。

体が歪んでいても、病症を呈していても、自分のあるがままの体を自覚できる体は必ず変わると私は思いますが、薬を飲んでいる人は、本当の自分を常に隠していて、「本当の自分はこんなはずではないのだ」と、気張っているかのようなのです。

何ものにも依存しないで自分の体は自分で良くする、というのが、私の考える整体学ですので、ここに最初から食い違いが生じてしまいます。

私は薬は体を良くするものではないと改めて思うのです。

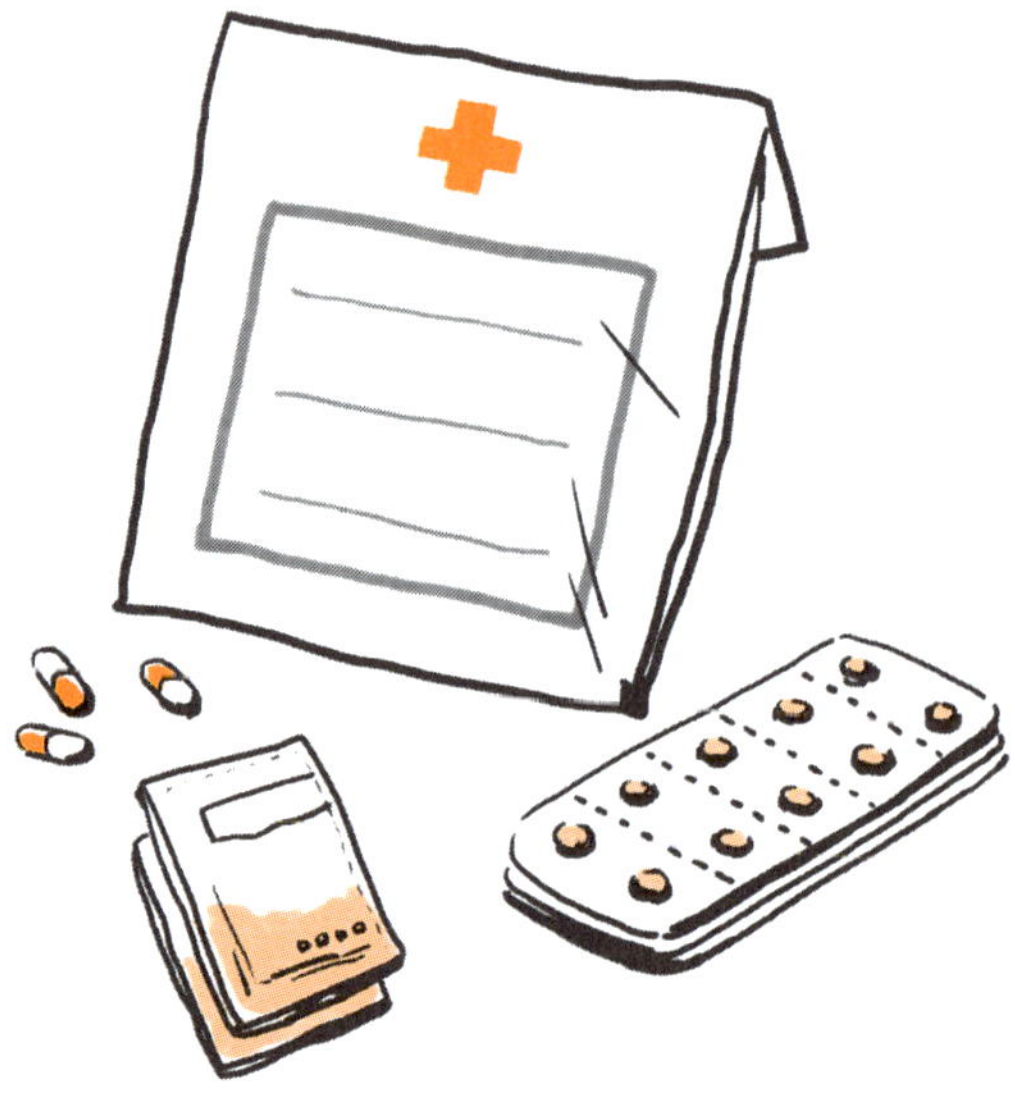

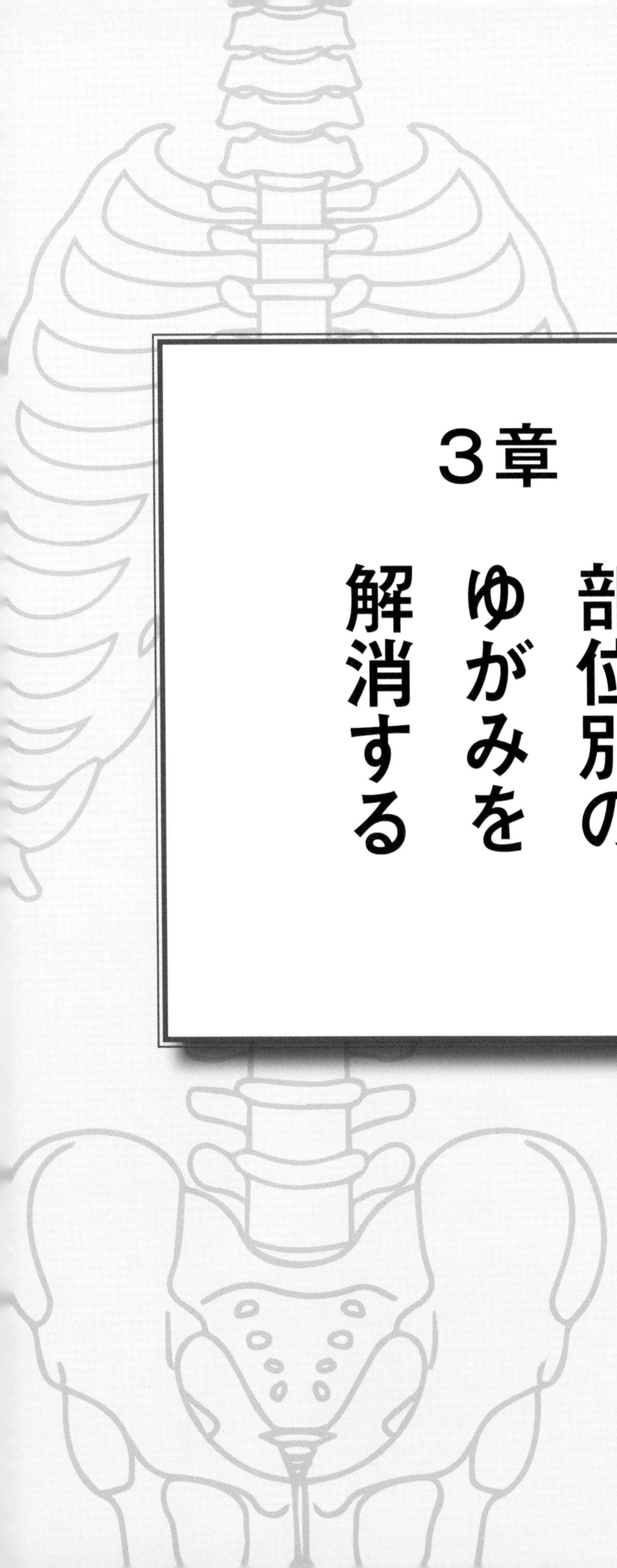

3章

部位別のゆがみを解消する

頭部・首のゆがみ

【引き起こされる症例】
蓄膿症／口内炎／ものもらい／白内障／緑内障／頭痛／顎関節の問題／顔面神経麻痺／飛蚊症／不眠症／脳動脈瘤／脳卒中／脳腫瘍…

顔のゆがみは腰が原因

顔のゆがみは、頭蓋骨と首のゆがみが表れたものです。

ひどく歪んでいる場合、顔のあるところに一番ゆがみが現れます。どこか分かりますか？　それは、鼻と顎です。ぱっと見て、鼻が傾いていたり、顎の位置が左右異なって口が曲がっていることが分かります。

頭部や首というのは、主には左右の肩胛骨の硬直具合によって歪んでしまう連動性があるのですが、**根本をたどっていくと腰との連動性に行き着きます。**

実は、顔には、お尻の仙骨と腸骨の相似形があるのです。そして、腸骨や仙骨が歪めば、顔も歪むという連動性があります。ですので、仙骨が捻れると、連動して顔にある鼻も捻れるのです。

仙骨と腸骨

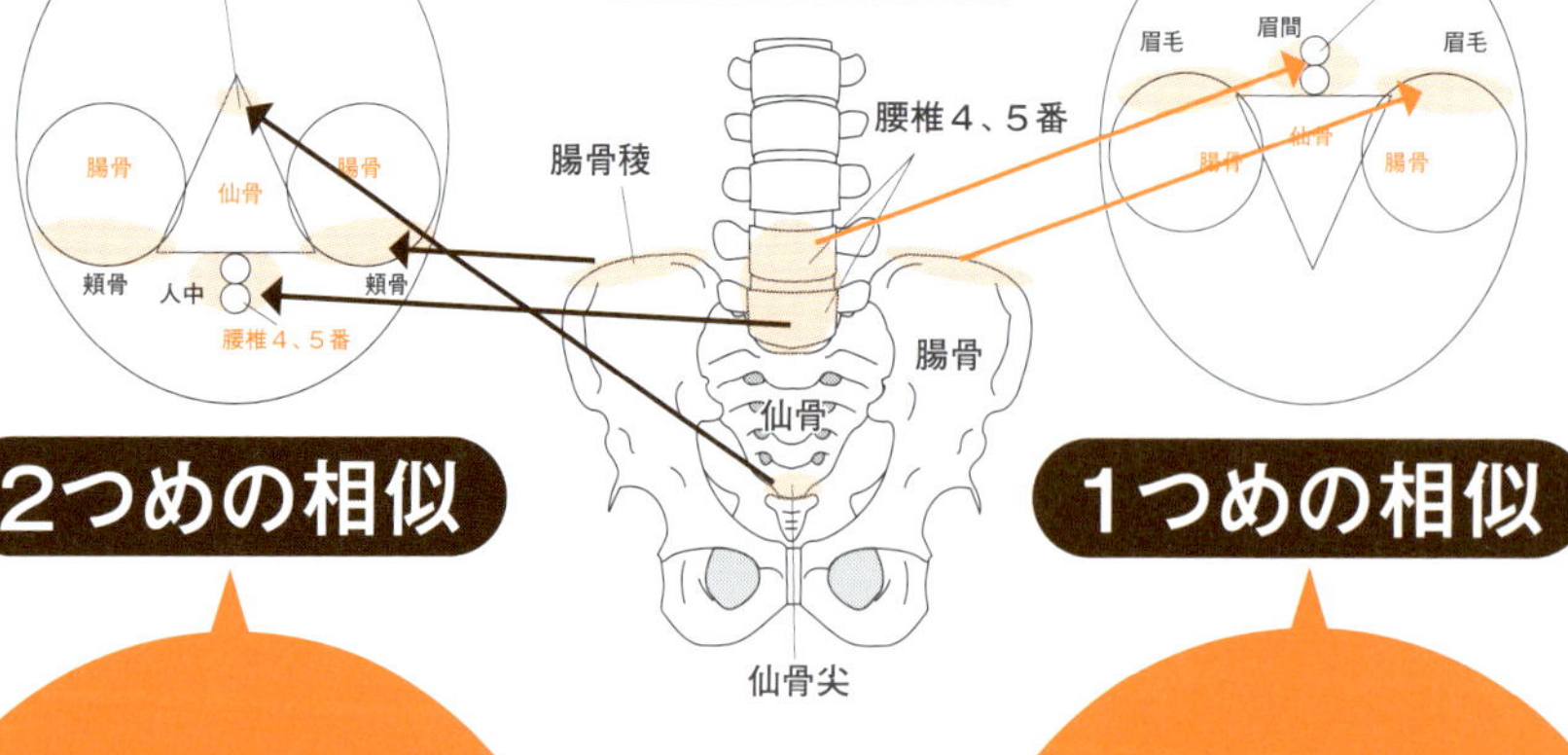

1つめの相似

眉間を腰仙関節の腰椎４、５番とみなすと、ちょうど、眉毛のある眼窩に腸骨稜（骨盤の縁）があることになります

2つめの相似

鼻の下（人中）を腰椎４、５番とみなすと、頬骨が腸骨稜になります。眉間が仙骨尖で、三角の鼻が仙骨そのものです

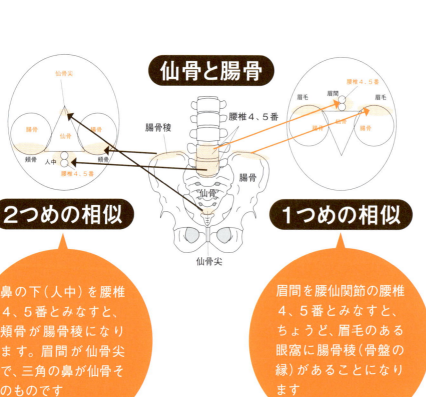

肩胛骨と股関節の連動性が大事

それでは、自分で頭のゆがみを矯正するには、何が一番効果的でしょうか。それは、やはり、**肩胛骨と股関節の連動性を整える**ことなのです。

頭蓋骨が捻れてしまう要因には、右肩胛骨の内縁の上部奥の癒着というものもあります。ここは、前鋸筋の問題が出るところだからです。

前鋸筋

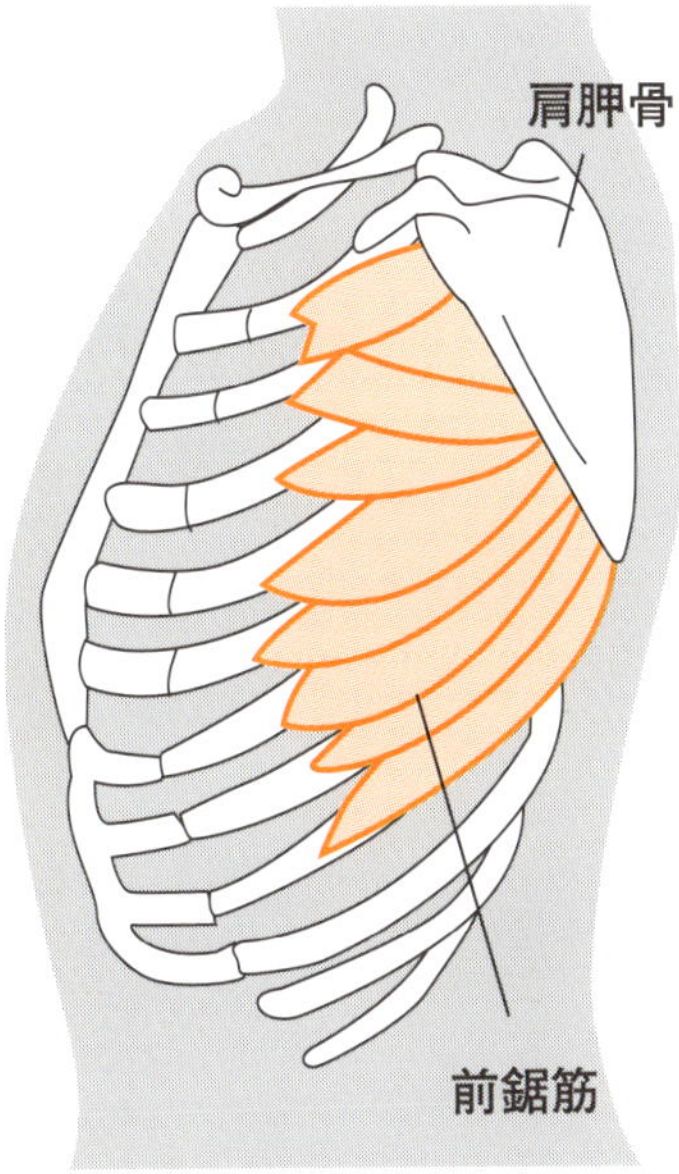

前鋸筋は、「肩胛骨を浮かせる」という動作を行なうのにかかせない筋肉です。

肩胛骨を浮かせる動きというのは、肩を下げて脇を締めるイメージです。肩を下げて脇を締めて肩胛骨を浮かせると、胸椎10、11番に力が一旦集まるのが実感できます。

肩胛骨を浮かせる

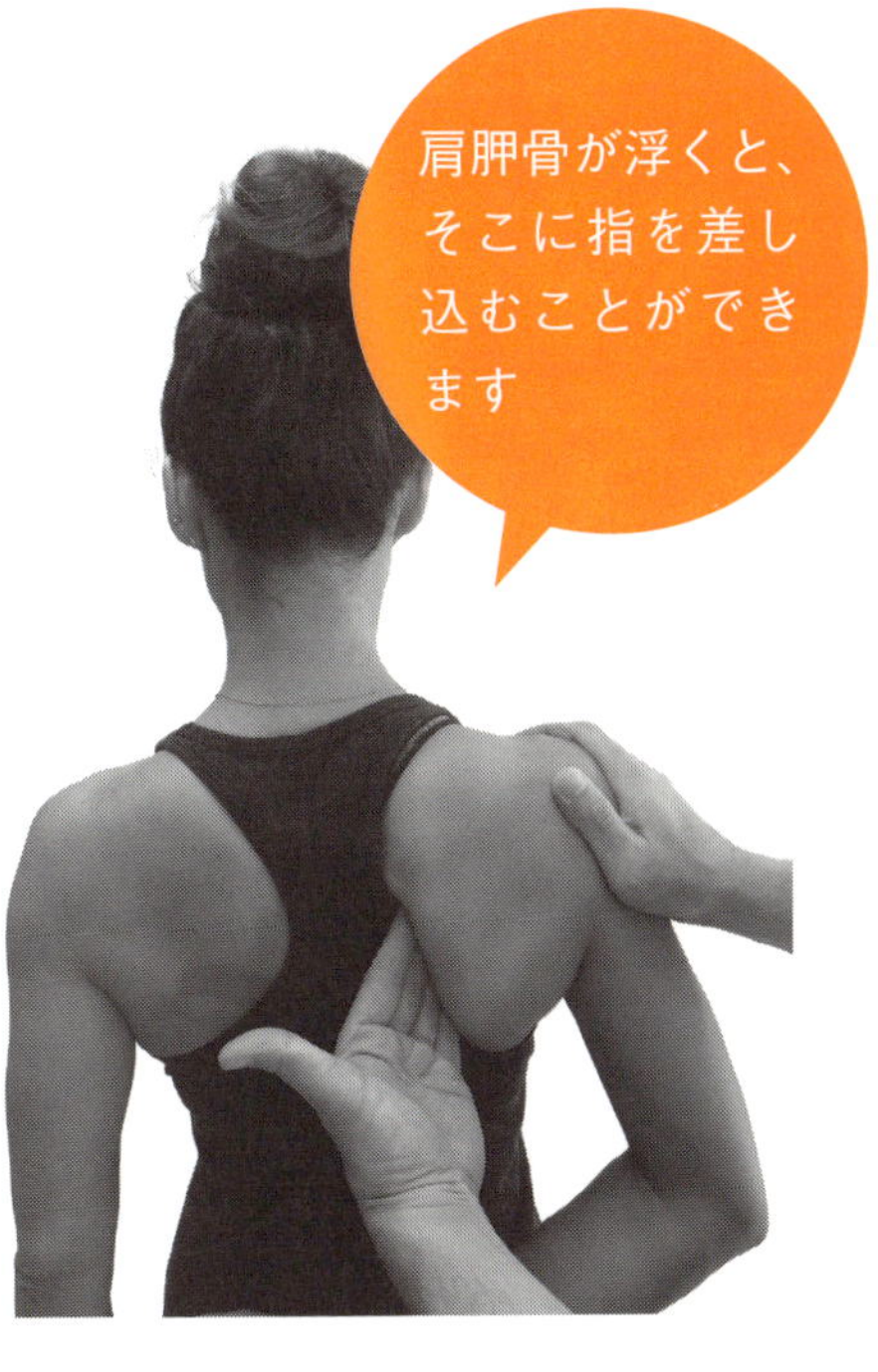

肩胛骨が浮くと、そこに指を差し込むことができます

この状態を作ることで、体の中心軸及び、足腰との連動性ができて、体が歪まずにひとつにまとまってゆきます。

そのため、この部分の癒着をとることで、頭部の捻れを解消することができます。

自己矯正

49ページでご紹介した「後ろ手を組む体操」は、肩胛骨内縁の下部及び上部奥を緩ませる体操になっています。

脚・骨盤のゆがみ

【引き起こされる症例】
腰痛／膝痛／座骨神経痛／外反母趾／O脚／X脚／膝に水がたまる／痛風／婦人科系の病気／前立腺肥大／関節リウマチ／大腸癌…

骨盤は左右から挟んで締め上げても締まらない

一時期、骨盤の矯正というのがブームになっていました。骨盤を締めれば、何でも体が良くなるかのように宣伝しているのを見たことがあります。

たしかに、人は二足歩行しているわけですから、当然、重力下で一番使用される脚や骨盤のゆがみというのは、人である以上避けては通れない問題ですし、**様々な病症は、脚や骨盤のゆがみと関係しています。**骨盤の開きという言い方も存在します。

ですが、骨盤そのものを左右から強く挟んで締め上げても骨盤は締まりません。そんな単純な話ではないのです。「骨盤を締めれば良い」というような単純な話ではなく、どうして脚や骨盤が歪むのか、また、どのように歪むのか、といった、学術的な解説が重要なのです。

しかし、こういった根本的な問題は、整体の世界でも解説されていないのが実情だと思います。

では、なぜ骨盤や脚が歪んでしまうのでしょうか。

それはつま先から読み解くことができます。つま先が内側を向いていても外側を向いていても、共通している点があります。それは、股関節の内側が硬いという点です。

股関節周りで前鋸筋と同じ働きをしているのが、大腰筋と腸骨筋の「腸腰筋《ちょうようきん》」です。

腸腰筋

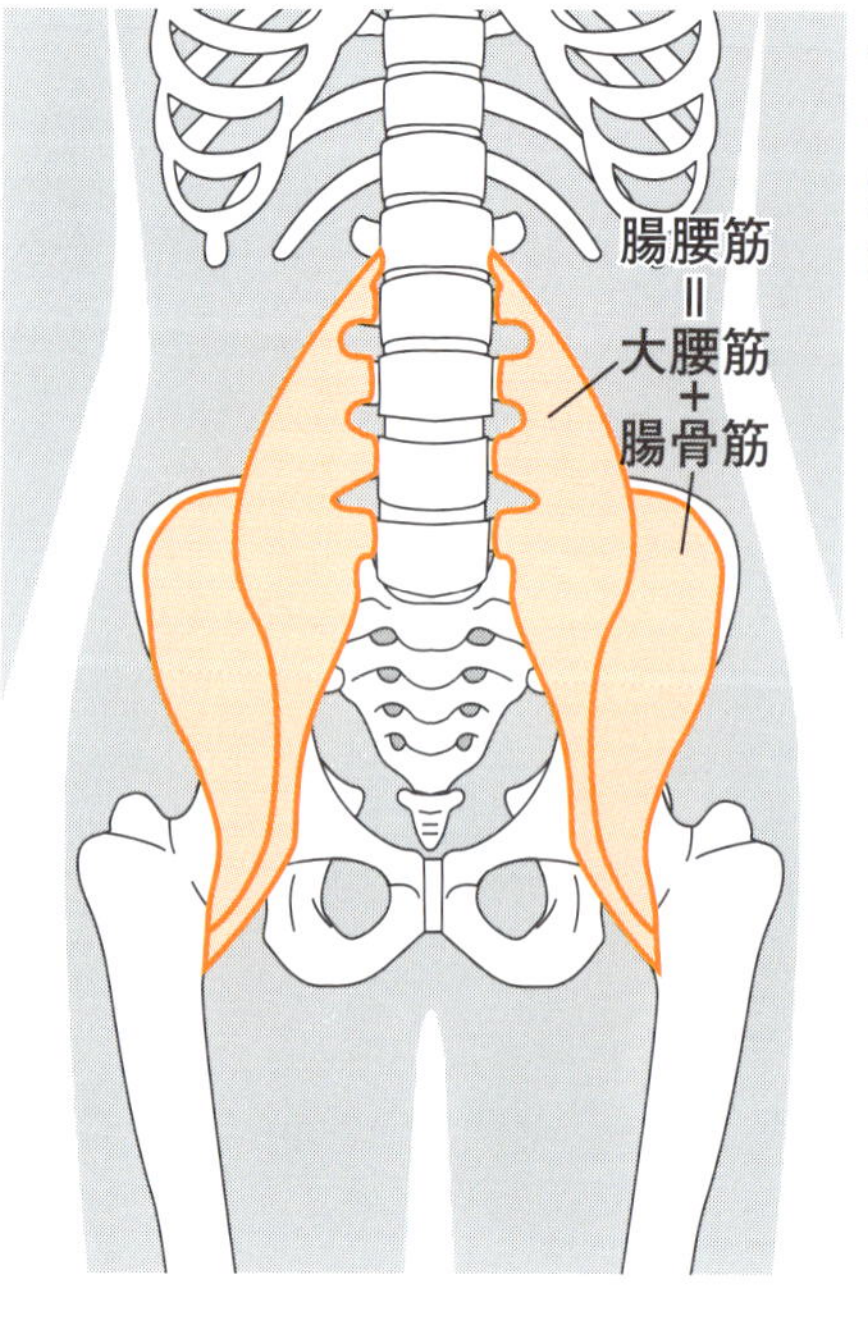

この腸腰筋が硬くなり股関節の内側が硬直すると、足のつま先の方向が真っ直ぐではなくなるのです。

股関節の内側（内股）が硬直すると、体を螺旋状に絞る力もなくなってゆき、腰が下がり、相対的に骨盤の弾力がなくなってゆきます。

骨盤の弾力がなくなれば、人の体の土台が硬直するわけですから、色々な病症が表れるのです。

脚の内股を伸ばせば骨盤は締まる

骨盤はつま先や股関節、腰などと連動しています。そのために、骨盤だけを締め上げても症状は改善しません。

その人の**脚の内股の伸びを作らなければ骨盤は締まりません**。脚の内股の硬直を改善しなければ、腰の下がりも直らないし、つま先の向きも変化しないのです。骨盤は単独では変化しません。

腰痛も膝の痛みも座骨神経痛と言われるものも、私の臨床経験では、ほとんど内股を伸ばすことで改善してゆきます。

また、股関節が硬直してゆく要因としては、やはり、腎臓の疲労があります。Xの連動性によるものです。

腎臓と股関節の連動性

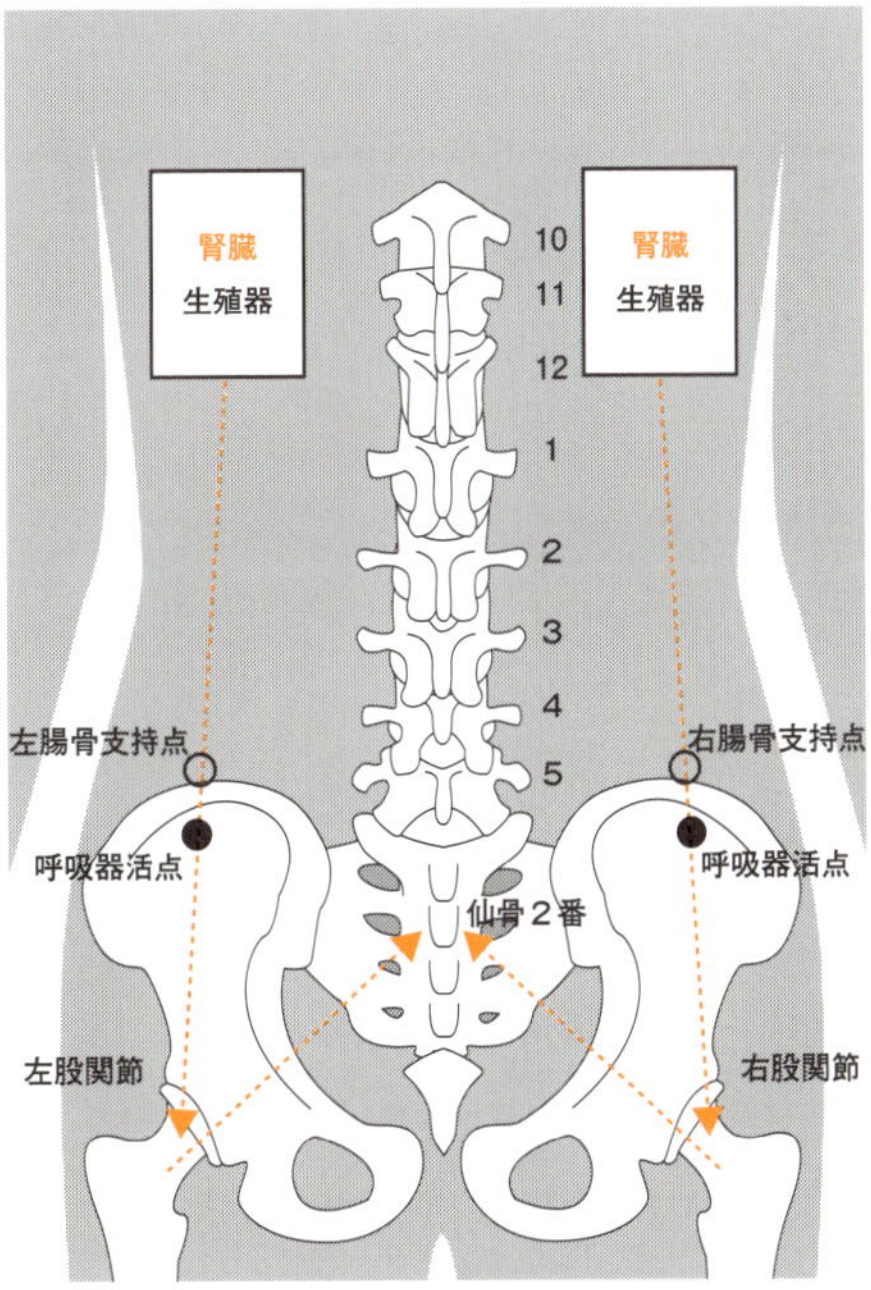

自己矯正

代表的な股関節の体操は、合せきの体操（47ページ）と左右開脚前屈体操（41ページ）です。
しかし、この体操も、単に内股を開くのではなく、腰を反らせてお腹を床に着けるようにする必要があります。
左右の開脚をして腰を反らすことで、腎臓と股関節の連動性の改善ができます。前後に脚を開脚（前後開脚）すれば、さらに連動性は整います。

手・腕のゆがみ

【引き起こされる症例】
腱鞘炎／肘の痛み／ばね指／五十肩／指の変形や腫れ（関節リウマチ）／鬱病／乳癌…

3章
部位別のゆがみを解消する

腕の力ではなく肩胛骨の力を使う

手や腕は、外観から歪んでいると感じる機会が少ない場所かもしれませんが、手や腕のゆがみは乳癌やリウマチの原因ともなりますので、注意が必要です。

肘が捻じれている人は肘の内側（肘《ちゅう》窩《か》）が自分の方を向いています。

例えば、〈きをつけ〉して立ってみたとき、肘窩が脇の方に向きます。

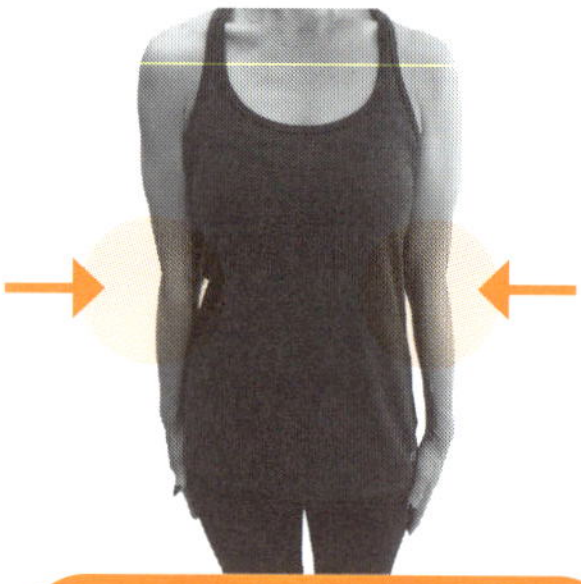

悪いきをつけ

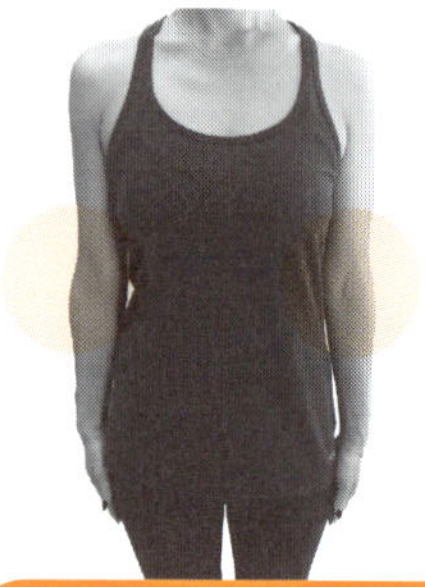

良いきをつけ

また、手を前に伸ばしたときも、肘窩は自分の体の方に向きます。これは、肘が捻れてきたゆがみの形なのです。

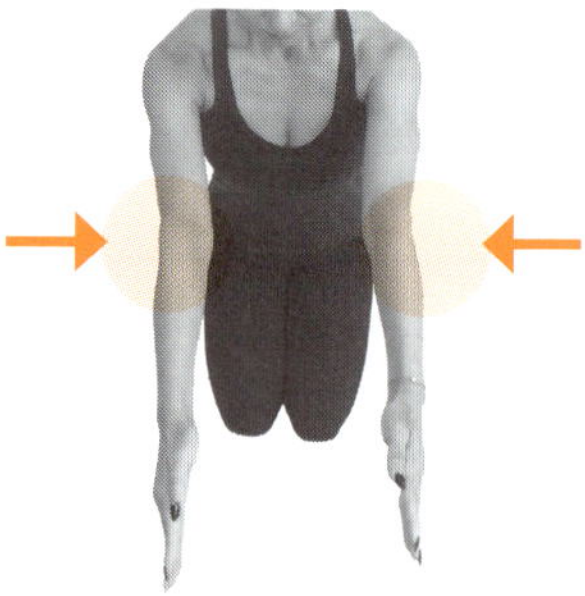

悪い前ならえ

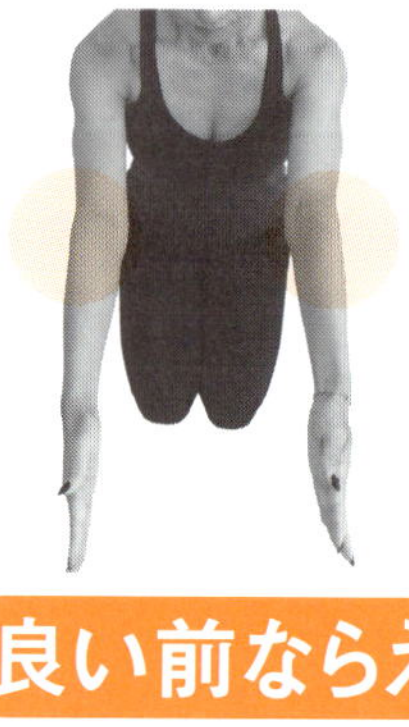

良い前ならえ

手や腕や肩の症状は、上腕骨が肩胛骨に付いていますので、肩胛骨の可動性の状態が悪いことが根本の要因です。

上腕骨と肩胛骨

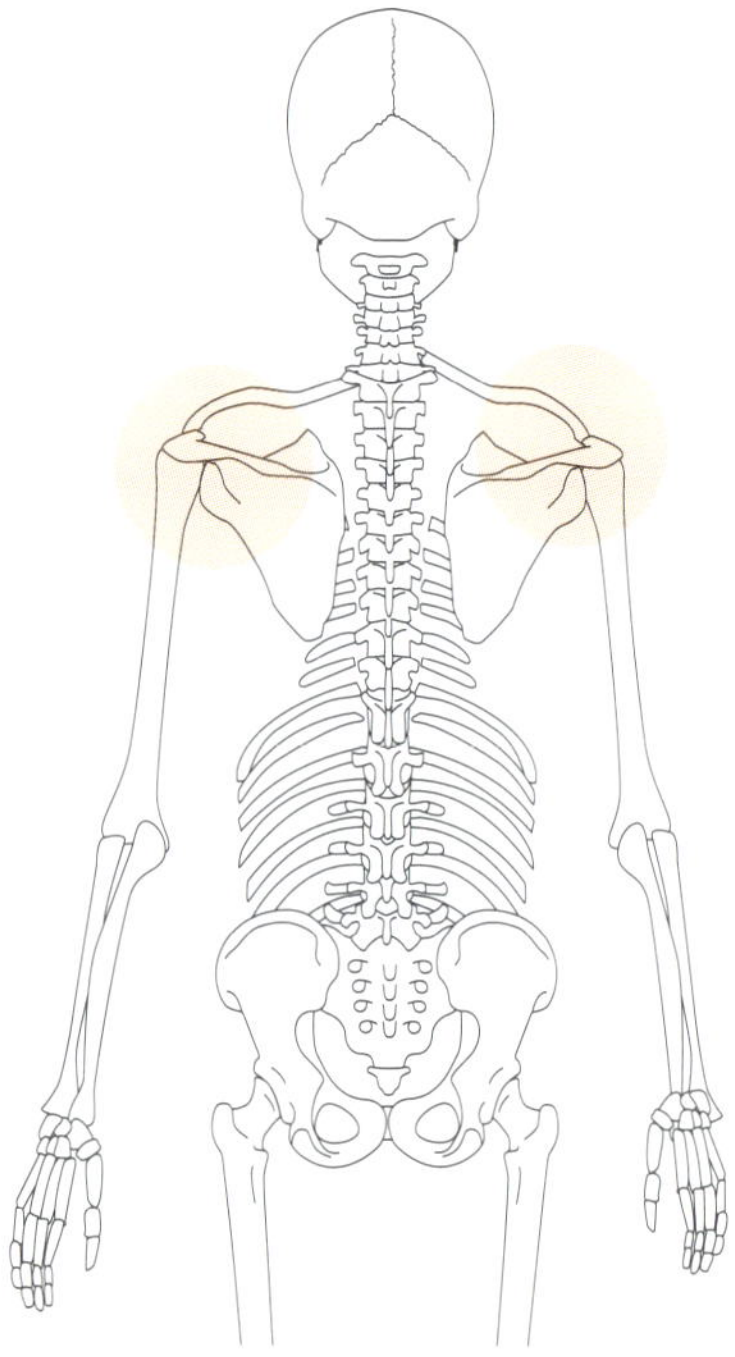

肩胛骨の動きの状態というのは、肩胛骨の裏にある「前鋸筋」（57ページ）に依拠するものが多いのですが、手や腕や肩の症状を訴える人は、やはり、「前鋸筋」によって作り上げられる動きである肩胛骨を浮かして腕を使う、という行為が苦手です。

肩胛骨を浮かせて腕を使うのではなくて、腕の力で腕を使っていると、下記のようなことが起こります。

肩が前に入り、肋骨を圧迫している形だと、左右の腕の肘窩が、常に自分の体の方（脇の方）に向いてしまうのです。

このように腕の力だけで腕を使っているとその周りにも影響が現れるので、**手や腕や肩の症状を訴える人は、その局所だけではなく、連動している肩胛骨の動きや肋骨の弾力といったものにアプローチしていかなくてはなりません。**

自己矯正

手や腕のゆがみに対しては、顔や頭部のゆがみと同様に肩胛骨の体操、後ろ手を組む体操（49ページ）が効果的です。肩胛骨が、パカッと浮いて前鋸筋に力がある人の体に、鬱病などというものは入り込む余地はないのです。

肩甲骨を使わずに腕の力だけを使っていると

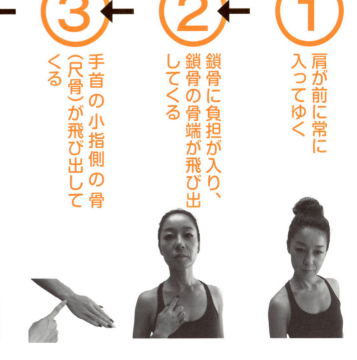

1 肩が前に常に入ってゆく

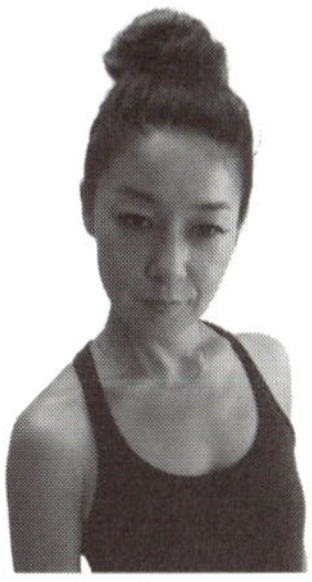

2 鎖骨に負担が入り、鎖骨の骨端が飛び出してくる

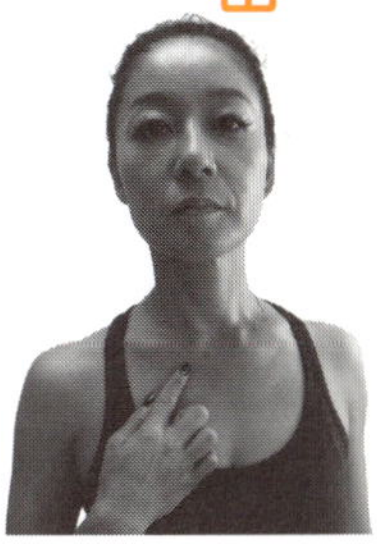

3 手首の小指側の骨(尺骨)が飛び出してくる

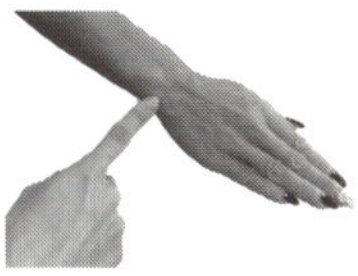

4 肋骨が硬くなり、肺や心臓に負担が入る

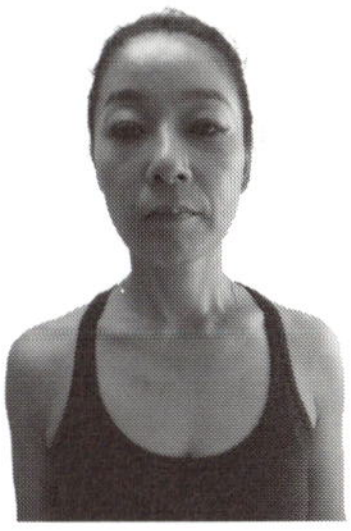

5 首が常に緊張する

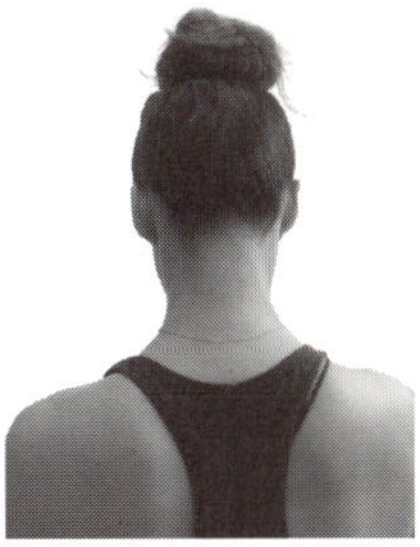

腹部のゆがみ

【引き起こされる症例】
慢性的な腰痛／ぎっくり腰／不妊症／胃弱／鬱病／ノイローゼ…

腹部には現在の体の具合が現れる

腹は、単に内臓が入っている場所として捉えるのではなく、整体学的に、究極、その人の体を変えるための最大のポイントとなり得ます。

なぜかというと、腹には、既に述べたXの連動性や、肩胛骨と股関節のバランス、そして、腎臓の状態が、はっきりと現れているからです。

つまり、**腹部と次にお話しする背骨は、これまでお話ししてきた3つの箇所と異なり、その人の病症や不調、現在の体の具合といったバランスのすべてが出る場所**なのです。

腹の真ん中に臍がありますが、臍は、人の真ん中に位置するものです。体のゆがみは、最終的には、臍の周囲に出るのです。

整体学的には、**臍は人体の発生の源**です。呼吸と栄養、命のエネルギーの取り入れ口なのです。臍からすべてが始まるとも言えます。

すべての物質の始まりは球体です。人の体を丸い球体とすれば、臍はその中心になります。

臍は常に開いているのが良い状態です。臍が開くことで体の伸張力が生まれるからです。

脚の後ろや腰の反りの螺旋状の力は、突き詰めてみると臍の開きの力なのです。

力のある体の臍

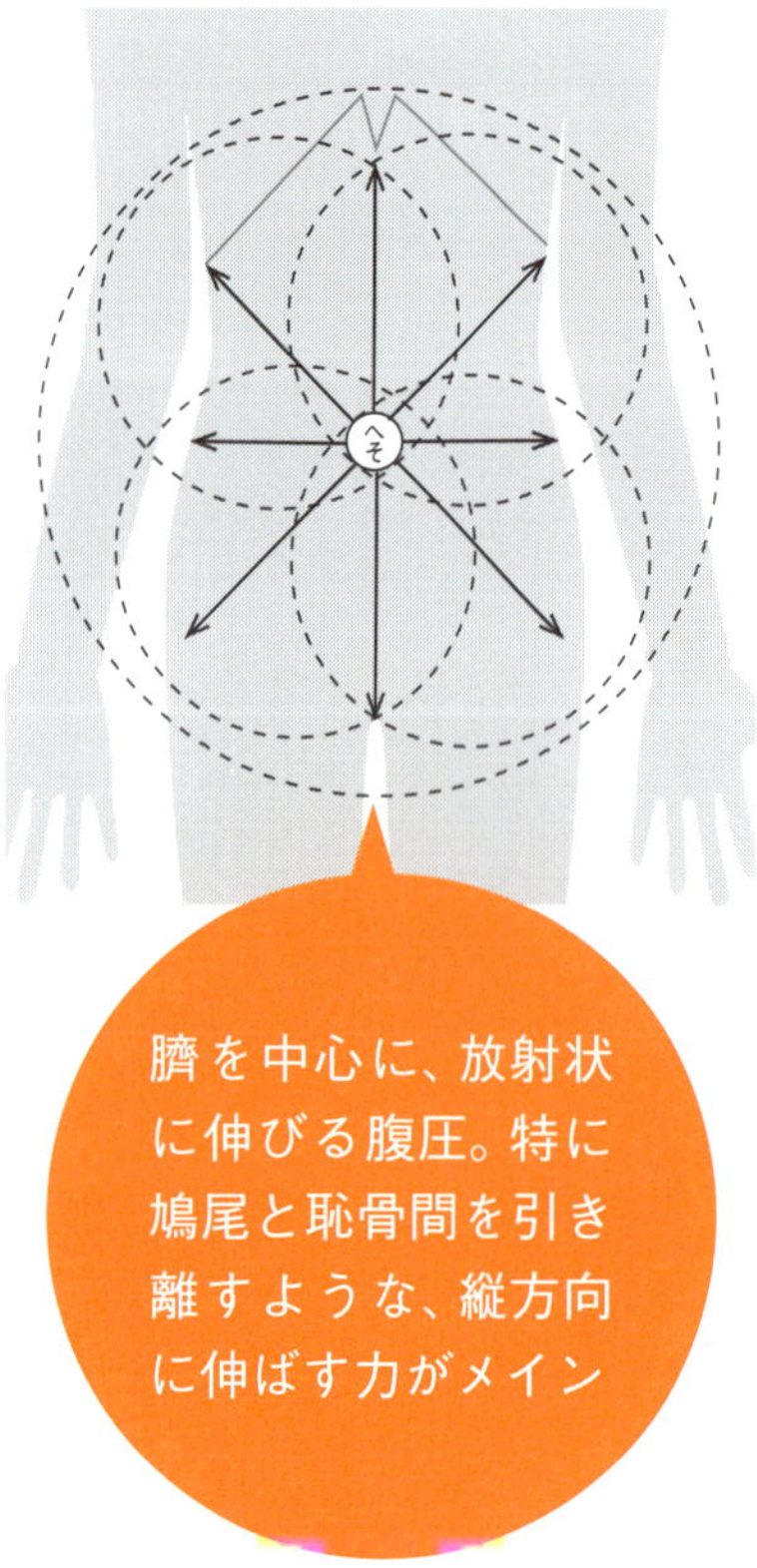

臍を中心に、放射状に伸びる腹圧。特に鳩尾と恥骨間を引き離すような、縦方向に伸ばす力がメイン

人体は臍の八方向に集まる
整体学・臍八方

臍の周りの八方向の延長線上に整体学的に重要な活点が表れています。極論すれば、臍八方の硬直は、腹の各部位の硬直の元ということになります。

臍の八方と活点

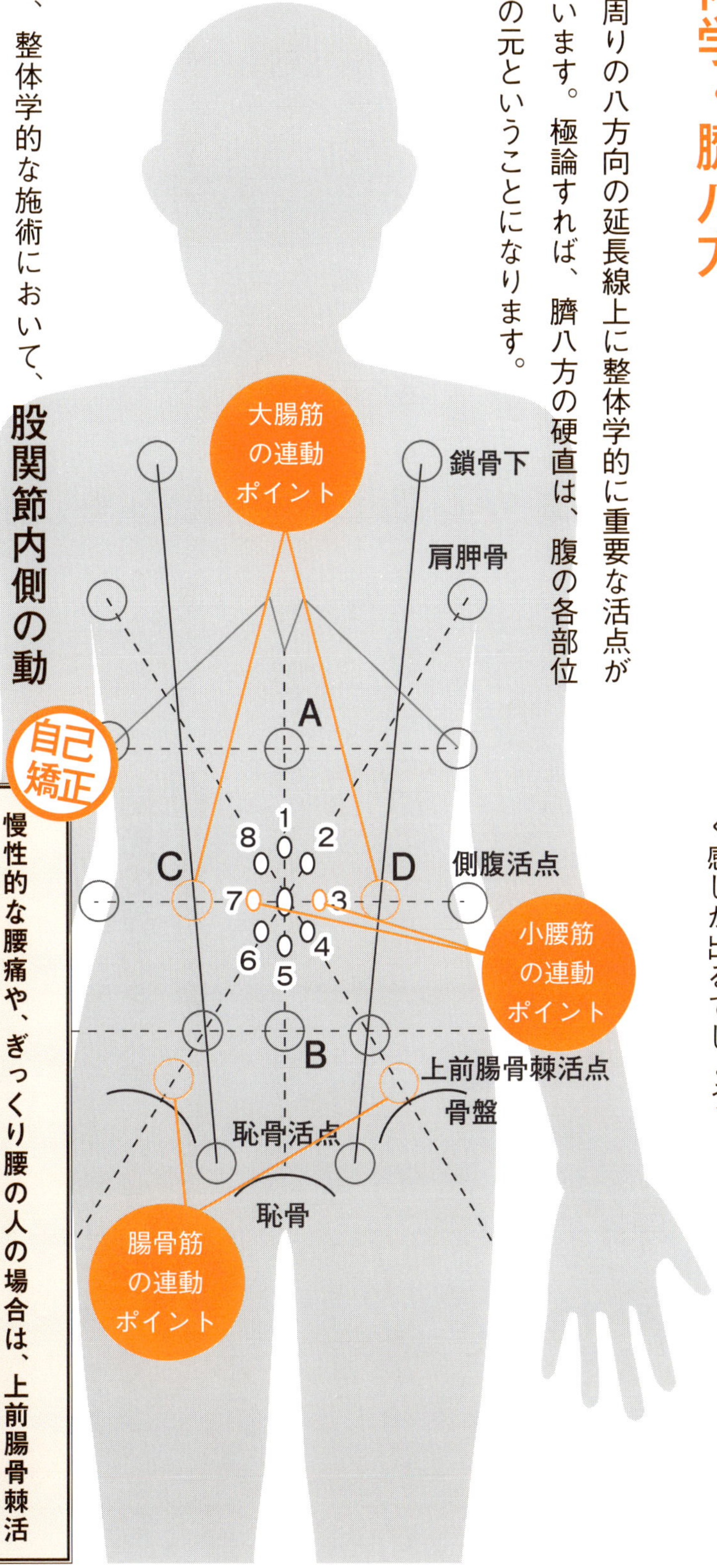

この場所を、優しく押さえると、心地よくツーンと響く感じが出るでしょう。

また、整体学的な施術において、**股関節内側の動きを司る腸腰筋にアプローチしてゆくことができる唯一の場所が、腹部**です。

- ●大腰筋の連動ポイント
- ●小腰筋の連動ポイント
- ●腸骨筋の連動ポイント

自己矯正

慢性的な腰痛や、ぎっくり腰の人の場合は、上前腸骨棘活点に硬直があります。ここを温めたり、少し優しく押さえたりすると良いでしょう。また、太ももの前面をよく伸ばすことによって、上前腸骨棘活点の改善に連動するので、腰に不安を抱えている人は、前後開脚や、太ももの前面をよく伸ばす体操（32ページ・34ページ）をしてゆくと良いでしょう。

背骨のゆがみ

3章
部位別のゆがみを解消する

【引き起こされる症例】
逆S字側弯／股関節癒着／五十肩／ひどいと脳卒中・癌…

腰や背中の痛みは背骨単独の問題ではない

腰や背中の痛みを理由に病院に行ったことがある人もいるでしょう。このような症状で病院に行くと大抵はレントゲン写真を撮られて骨のゆがみを指摘されます。

また、整体やカイロプラクティックに行っても、背骨や腰の骨の何番が曲がっているなどと言われたりします。

そして、牽引したり、背骨や腰の骨の手術をしたり、背骨の矯正をして、腰痛や背中の痛みを取ろうとします。

しかし、一時は良くなるかもしれませんが、それ以降、継続して良くなったという話はあまり聞きません。

私はこれは、**腰や背中の痛みが背骨単独の問題ではない**からだと思います。

背骨は、肩胛骨と骨盤をつないでいるチェーンに過ぎません。骨盤は股関節の内側の弾力で変化しますので、背骨の状態は、その人の肩胛骨と股関節の弾力の具合を表しているものに過ぎないのです。

つまり、チェーンを単独に修正しても、**肩胛骨や股関節の弾力を改善しなければ、痛みは、また、同じ場所に現れてしまう**のです。

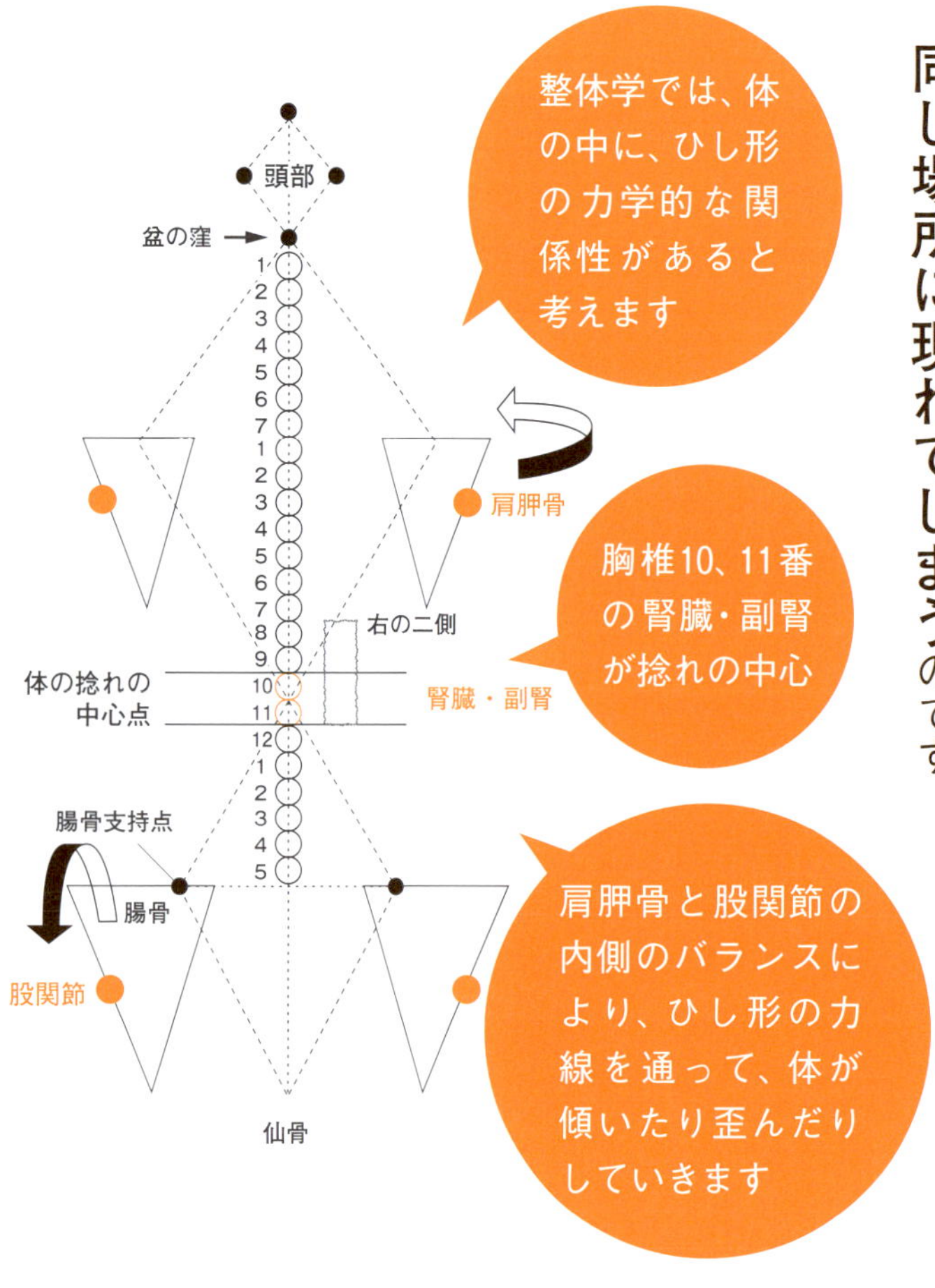

また、人の体は、胸椎8、9、10、11番の右の二側という、肝臓や頭の疲労の出るポイントの硬直によって体の右側が緊張し、右の肩は前に入り、左の腸骨は後弯し下がる傾向が誰でもありますので、このゆがみの強弱によって、背骨はそれに合わせて歪んでゆくのです。

ところで、S字側弯症という症状がありますが、実を言うと、S字側弯症といわれる人の背中で、今まで私は字のごとく「S字」のカーブの背中は見たことがありません。必ず、うつぶせの状態で、図のように、「逆S字」なのです。

S字側弯症の背骨

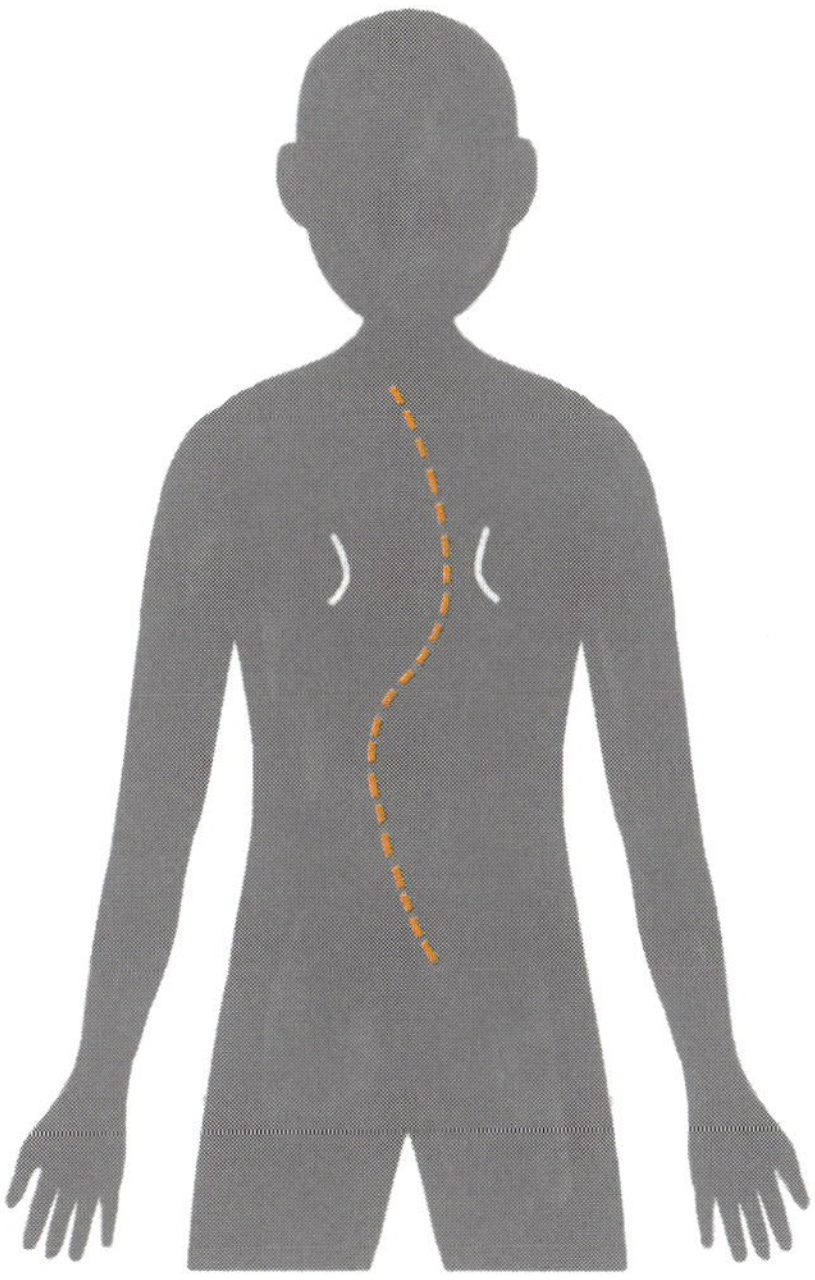

これは、先ほど述べたように、右側の肩が入り左の腸骨が後弯するためです。

S字側弯症の人は、共通して皆さんとても頭が良くて繊細です。小さい頃から色々と気がつく頑張り屋さんなのです。そのために側弯してしまう、とも言えます。背骨を側弯させて、体の捻れやゆがみに順応してなんとか頑張っているのです。

ですので、**背骨を真っ直ぐに矯正することで健康にはなりません**。

我々は日々ストレスを受けながら生活しています。いつも背骨が真っ直ぐである人などこの世にいないと思います。

曲がってしまうことではなく、ゆがみが形づいてしまうのが悪いのです。

弾力さえあれば、日々揺れ動く背骨の状態は、ゆがみの形にはならないと思います。

その弾力というのは、もちろん、肩胛骨や股関節の弾力から修正していくほうが早道なのです。

自己矯正

逆S字側弯の人は、後ろ手を組む体操（49ページ）と、前後開脚の体操（35ページ）を推薦します。前後開脚の体操では、右の太ももと腹の右側をよく伸ばすと良いでしょう。

コラム3　性的な問題でも体が歪む?

腎臓には性の世界が集約されている

性の問題でも体が歪む、と言ったら、皆さん驚かれるでしょうか。

人の性の世界が表れている場所も、実は腎臓を表す胸椎10、11番の左右になります。

体の中には、ホルモンを分泌する器官は左右2つずつあります。例えば、卵巣、睾丸、副腎、甲状腺、というように左右に分布しています。そして、腎臓も左右に2つあります。

このことは、腎臓はホルモン器官と同様の意味があり、腎臓の機能低下はホルモンの機能低下とも関係していることを示唆しています。

また、体の右側が肝臓の支配を受け、左側が心臓の支配を受けていることは整体学の基本的な考え方なのですが、その奥には、体の左右が持つ以下のような性質があります。

【体の右側（主に肝臓）】
怒り、攻撃的な感情、肉欲的な感情、肉体的な快感欲求
【体の左側（主に心臓）】
悲しみ、悲観的な感情、情愛的（ロマンチック）な感情、精神的な快感欲求

この感情表現は左右の股関節にも言えるのですが、Xの連動性でも分かるように、腎臓が体の捻れの中心ですので、左右の腎臓に、体の左右の意味合いが集約されます。

感情の奥底には必ずその人の性の世界が存在します。性のない体は存在しません。性に対する欲求は己の肉体を通して存在します。ですので、体の中心の腎臓にも、その人の性の世界が集約され存在するのです。

性の世界の自覚が失われるとき体は歪む

女性の場合、この腎臓のある胸椎10、11番が、骨盤を動かしていると言ってもいいと思います。

実は、腎臓の病気は性的世界の問題が後ろに隠れていることが多いですし、骨盤の動きというのは、男女とも、その人の性の世界そのものなのです。

腎臓は捻れの中心ですから、男女とも、そういった性の世界の自覚が失われるときに、体は確かに歪みます。そういった性的な問題で体を歪ませている人は、実は多いと私は思います。

先ほど、腎臓の病気は性的世界の問題が後ろに隠れていることが多いと述べましたが、もうひとつ言えることは、腎臓の病気の発生は、実は、その人の愛という精神性の世界の有無の問題にも関わっているのです。

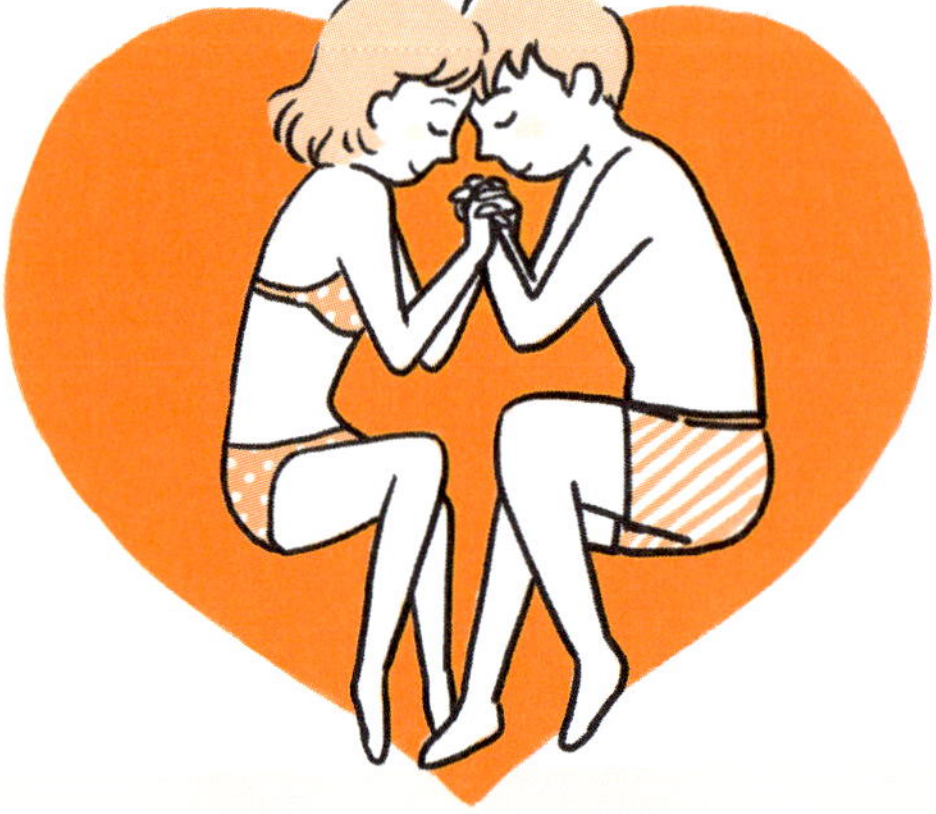

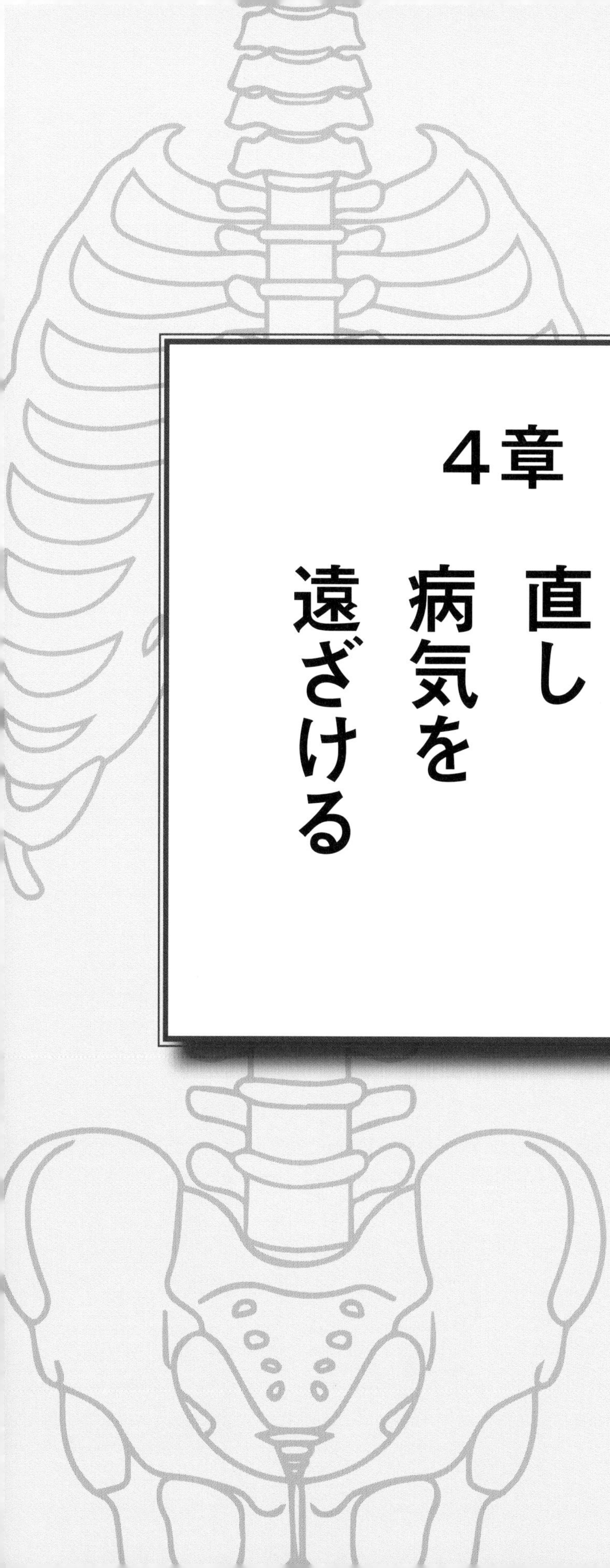

4章

ゆがみを直し病気を遠ざける

ゆがみが関係する症状

4章
ゆがみを直し病気を遠ざける

症状1 太りやすい

まず、太りやすいといっても、人は皆、遺伝によって親から与えられた体型というものが少なからずあります。

女性は骨太だと「太っている」と思いがちですが、それは決して太っているというわけではありません。**「太っている」というのは、必要では無い脂肪が付いていること**を言うのです。

それでは、必要では無い脂肪が付いている、つまり、太りやすい体というのは、どのような特徴があるでしょうか。

その特徴というのは次の2点があります。

1・肩胛骨が外に開いていて浮かせることができない

2・股関節が硬く、左右開脚すると腰が後弯して（後ろに傾いて）しまう

特に、肩胛骨が外に開いてくると、背中が丸くなり、胸椎6、7番の開閉と反りと前屈に作用する背骨の動きに不具合が生じてきます。ここは基本的にホルモン系統（主に副腎）と胃袋に非常に深い関係性のある場所ですので、ここが鈍ると、異常に食欲が旺盛になり、また、大量に胃に食べ物を入れることができるようになってしまいます。そして、体全体の代謝が悪くなります。

太りやすい体型を長年温存していると、肩胛骨が硬直して腕が後ろで組めなくなります。そうなると、硬直は首から頭に上がってゆきますので、心臓病や脳卒中の傾向に入ってゆきます。現実に、肥満体の人がそのような病気で倒れることが多いのは、皆さんもご存じのはずです。

太りやすさを改善するためには、**肩胛骨の動きを付けてゆくことが最重要ポイント**となります。

自己矯正
49ページの後ろ手を組む体操を行なってください

症状 2 猫背

猫背というのは、上部胸椎が丸く顎が前に出ているような体型です。多くの人が猫背を治すのには腰の反りを作れば良いと考えがちですし、巷では、そのように宣伝している整体を目にします。

しかしながら、本当は、**肘に猫背を改善するポイントが隠されています。**

猫背の人は、サル肘といわれる肘をしていることが多いのです。サル肘とは、腕を前に出したときに、両方の肘の内側が前でくっついてしまう形です。X脚ならぬ、X腕です。

子供の時に異常に腕を使って労働したり、荷物を担いで登山を繰り返してきたり、つまり、腕力でがんばってきた人や、その逆で、肩胛骨を締める力が比較的弱い女性に多く見受けられます。

肘がXになると、腕を使うとき、必ずその力の支えが、肩胛骨の外縁（脇）ではなく、胸椎10、11番（腎臓と副腎）に来ます。ですので、猫背と言われる人の背中は丸まって、その頂点が胸椎10、11番であるかのように見えるはずです。肘や膝の動きが、腎臓の問題と深い関係があるのです。

猫背の人は、**肘の内側を最初によく伸ばすことがポイント**となります（左の体操参照）。腰の反りを作るだけでなく、肘を伸ばさなければ猫背の傾向はなくならないのです。

サル肘

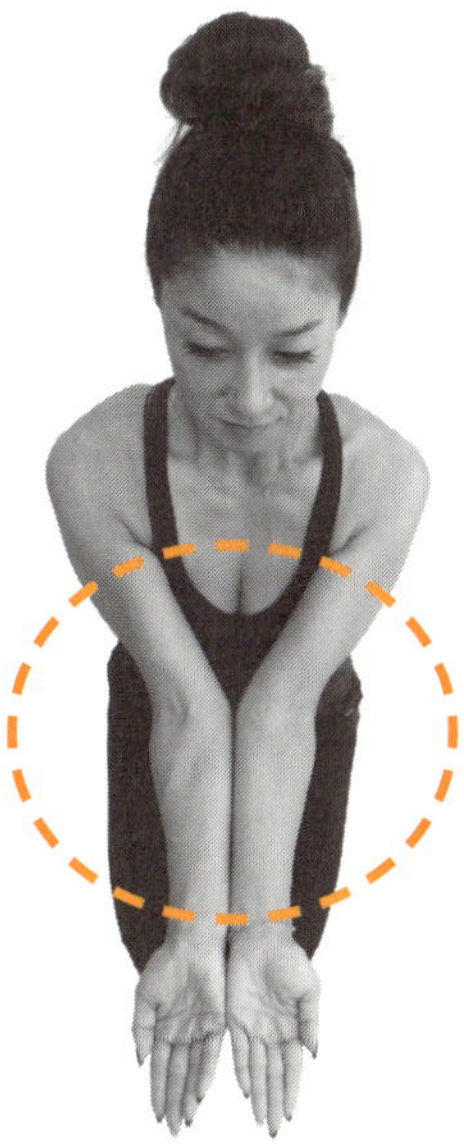

肘の内側を伸ばす体操

Step 1 左手を前に出し、手の平を正面に向け、さらに指を下に向ける
右手で左手の指を掴み、そのまま右に引っ張る

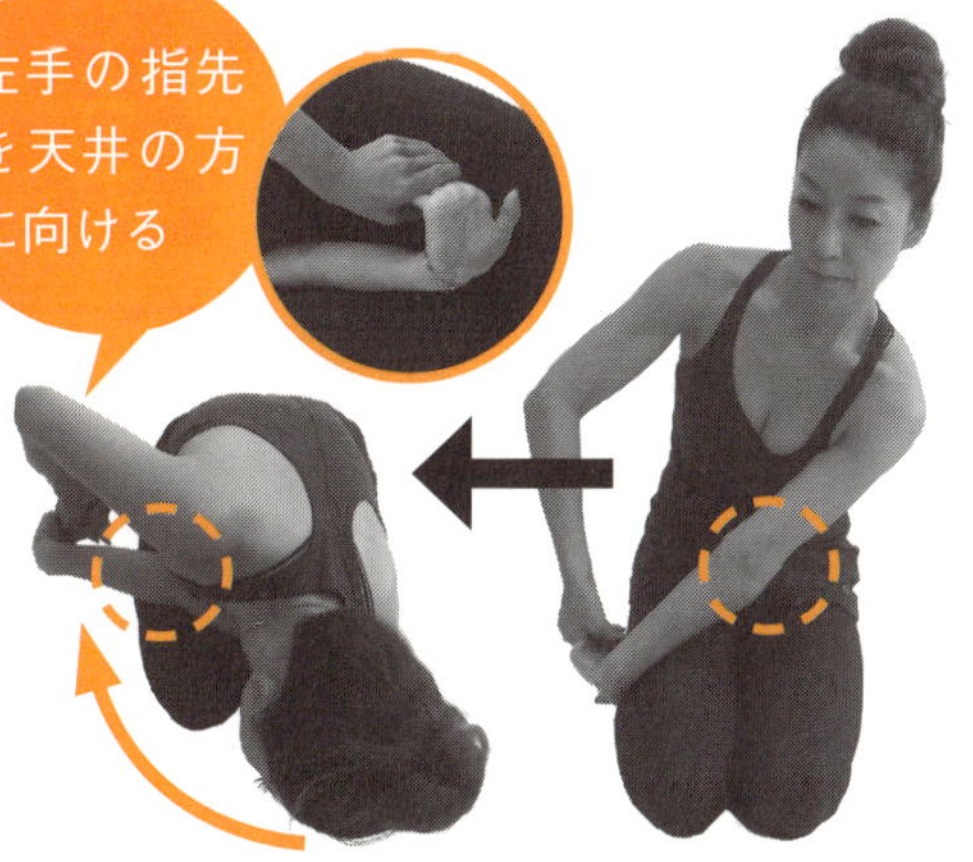

Step 2 左手首を右の太ももにつけるようにしてお辞儀をしていく
反対の手も同様に行なう

症状3 外反母趾、X脚、O脚、こむら返り、偏平足

胸椎10、11番が反って体に螺旋の力がある状態では、脚の内股に力があって、膝は真っ直ぐに動きます。

正常な状態

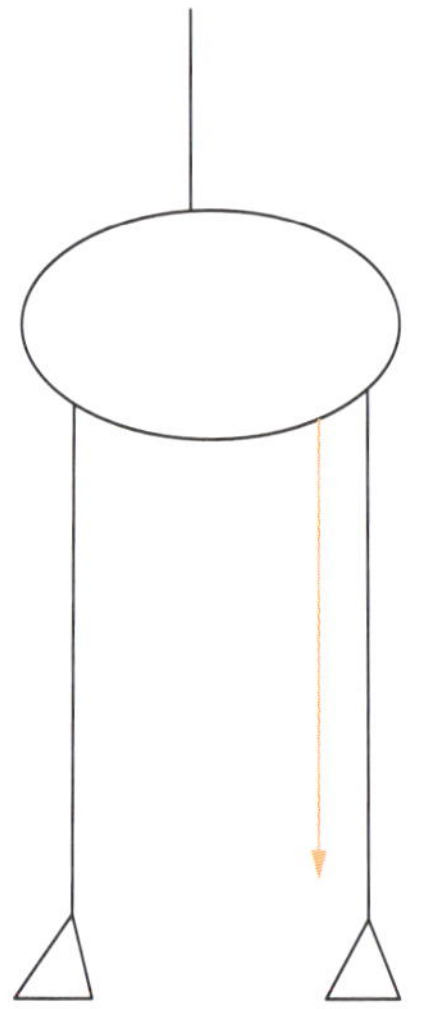

ところが、胸椎10、11番が後弯して、腰が硬直すると、脚に落ちる力線が変わってしまいます。

歪んでいる状態

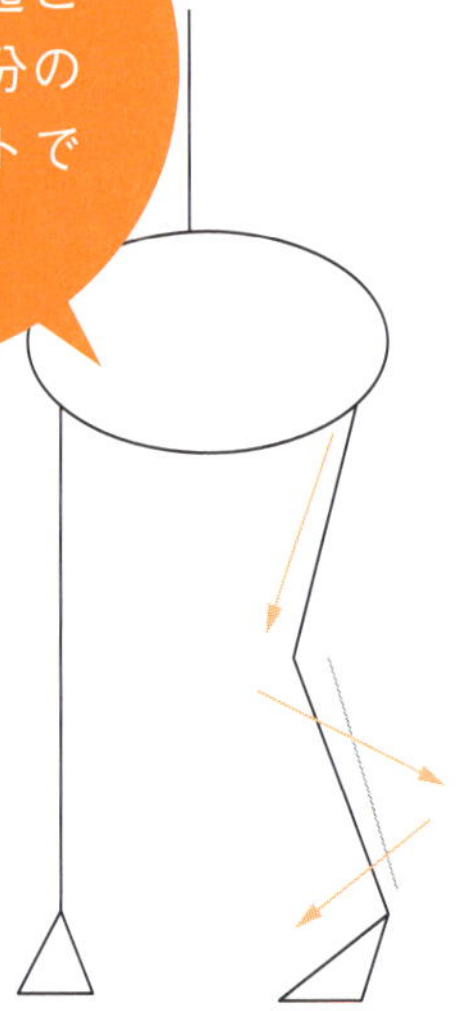
力線は腓骨筋(こむら返りが起こる場所)の３分の１のポイントで折り返す

脚に落ちてくる力は膝を内側にこねる方向性になって、膝から下は力線が外側に（腓《ひ》骨《こつ》側に）廻ってゆくことになります。すると、膝はXに曲がり、足首は内反の傾向に入ってゆきます。

O脚もX脚も原理は同じです。O脚というのは膝から下がO脚というものが圧倒的に多いのですが、最初はX脚傾向ですが、この状態が長く股関節内側が癒着すれば、膝そのものが外に曲がりO脚になります。こむら返りや外反母趾、扁平足も同じ理由です。

これらは体をあまり使わない人や、運動をしない虚弱型（太って体格が良くても）の人に多い傾向なのですが、逆に、運動のし過ぎで体力を消耗させすぎた人にも出てくる形です。また、食べ過ぎ飲み過ぎでもこの形は出てきます。

このように、胸椎10、11番に問題があり、その影響が脚に表れている人は、必ずと言っていいほど、左右開脚ができません。これは、骨盤や腎臓に問題があるため、解消のためには**股関節内側を伸ばす必要があります。**

自己矯正

前後開脚（35ページ）、左右開脚側屈体操（37ページ）、ハードル跳び越しの体操（40ページ）を行なってください

症状④ アトピー性皮膚炎

どのような理由でアトピー性皮膚炎は起こるのでしょうか。

皮膚というのは、汗を排泄する重要な器官なのですが、皮膚の下には当然色々な体液が流れています。その体液の流れが悪くなると、皮膚が痒くなったりしてきますので、そこを掻いて流れを促します。普通はその程度で済みます。

しかし、体液の流れがさらに悪くなると、滞った体液を排泄するために皮膚が破れてそこから出てきてしまうことがあります。ジクジクしたり、非常に痒くて血が出るまで掻きむしってしまうのは、体液の停滞を取るためなのです。

その、体液の流れの中心は、胸椎10、11番にあります。

ここが腎臓であるということは前に述べましたが、副腎皮質ホルモンを出す副腎は、腎臓の上に付いています。ステロイドは、副腎皮質ホルモンだということは皆さんご存じのはずです。つまり、**アトピーの人は自身の副腎の働きが悪い**とも言えるのです。

これはどういうことかと言うと、腸骨筋と大腰筋のある骨盤と、前鋸筋（57ページ参照）のある肩胛骨、及び、肋骨が、全体的に硬直していることを意味しています。

つまり、**肋骨と骨盤が硬直している**のです。ここに体の流れの滞りの本当の原因があります。

また、過去に何人かのひどいアトピー性皮膚炎に悩まされている人をみましたが、その誰もが、ストレスがあるとアトピーが酷くなると言います。

これは、精神的なものが体に作用することの証明にもなりますが、その、精神的な緊張が顕著に表れる場所が、頸椎7番と胸椎1番なのです。ここは肋骨を支えている骨ですので、肋骨が硬直すれば、当然、ここも硬直します。

つまり、前鋸筋や腸骨筋・大腰筋というのは、精神的な緊張で変化するものであるということが言えると思います。

まずは**骨盤から直すのが早道**でしょう。

自己矯正

41ページの左右開脚前屈体操を行なってください

症状⑤ 子宮筋腫、前立腺肥大

女性の子宮筋腫と、男性の前立腺肥大は非常に似ている傾向があります。子宮筋腫のある女性のお腹を触ってみると、恥骨と筋腫の間があまりありません。恥骨と筋腫が接触している感じがあるのです。前立腺肥大の男性も、恥骨の上が硬直しています。

整体学では、**恥骨の硬直が、子宮筋腫や前立腺肥大の要因**だと考えます。すると、問題とすべきなのは、なぜ、恥骨が硬直してしまうのか、ということです。

恥骨というのは、細かく言うと、真ん中で結合しています（恥骨結合）。その結合している部分は、左右の恥骨結節のくっついた部分です。

ですので、真ん中の骨のように触れる部分は、ひとつの骨ではなく、厳密に言うと固い靭帯なのです。つまり、左右の腸骨の状態によって、恥骨は捻れて歪むということが言えます。

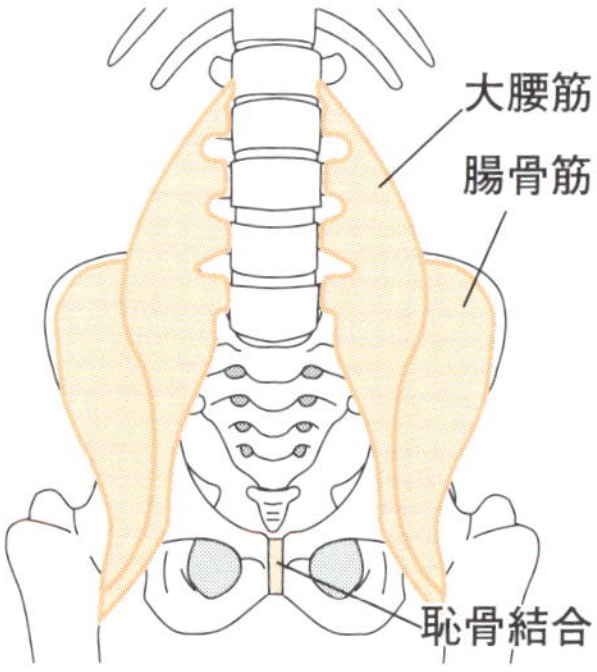

その、左右の腸骨の状態に深く関与しているのが、やはり腸骨筋と大腰筋なのです。つまり、**腸骨筋と大腰筋の硬直によって、恥骨に左右差ができて、しかも、恥骨は硬直してゆく**のです。

整体学的にみると、子宮筋腫を外科的に取ると左の腰が落ちる傾向が強くなり、後年、心臓に影響が出ることが多いので、なるべく取らない方が私は良いと思います。

では、子宮筋腫や前立腺肥大の元である恥骨の硬直やゆがみを解除させるにはどうしたら良いのでしょうか。

それには、**腸骨筋と大腰筋の調整を行なわなければなりません。**その、最も良い方法は、左右開脚前屈体操です。

しかし、この場合の左右開脚前屈体操は、膝を曲げずに左右に伸ばした足のつま先を自分の正面に向けるようにして、足裏を床に着かせる形にしなければいけません。そして、腰を後弯させずに鼠径部を伸ばすように前屈します。

自己矯正

体操はカエル足体操（42ページ）と、左右開脚前屈体操（41ページ）を行なってください

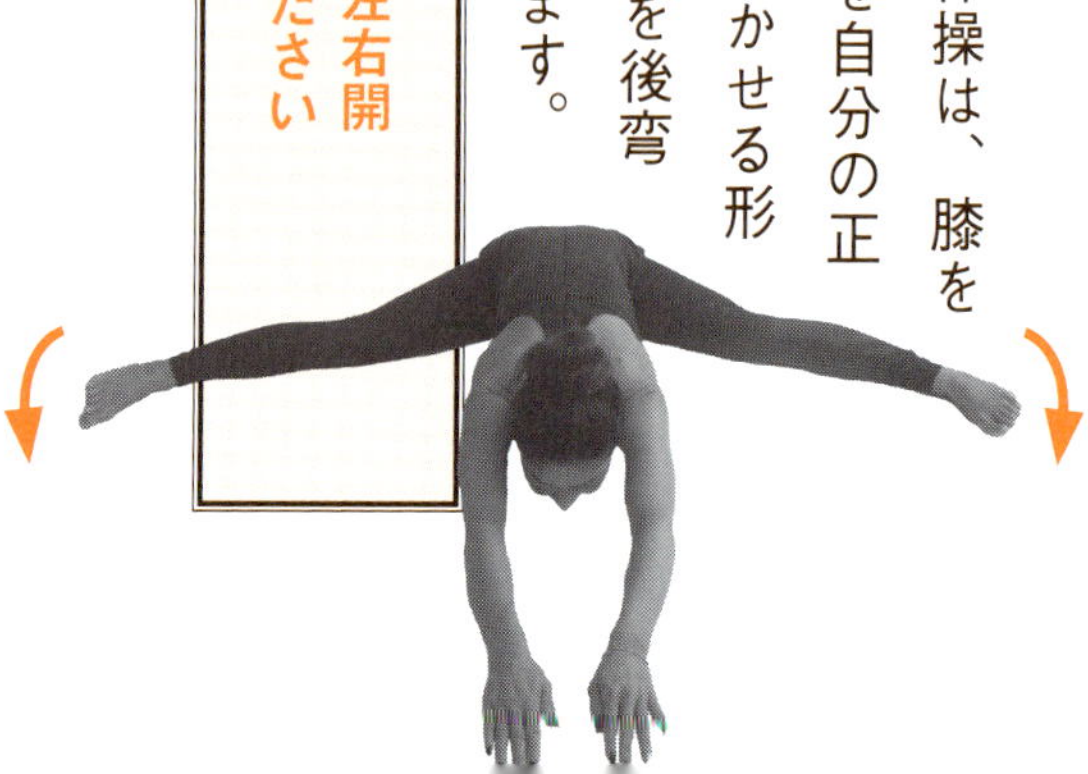

症状⑥ 慢性高血圧

医者は、血圧を数字化させて平均値の線引きをしていますが、収縮期血圧の上が140ミリメートルHGあると高血圧というのは、どういった根拠なのでしょうか。

体を酷使すれば、当然、血圧は上がります。一日中、檻の中の動物のように管理された環境で生活などをしているわけもなく、人は生活の中で色々とストレスを感じながら、一生懸命生きているわけですから、血圧が一定しているはずもありません。

血圧は、体を平常に保つために、体がコントロールしているのです。上げたり下げたりしてコントロールしているのを、薬によって恒常的に下げられたら、そういった感覚機能は衰えてしまうでしょう。

それでは、**整体学的に、高血圧の症状はなぜ起きるのでしょうか。これは、一言で言って、側腹と呼ばれる脇腹が硬直するから**です。

両方からウエストをつまんでみてください。その、ウエストが脇腹です。

脇腹がパンパンで、指が1本くらいしか入らない場合は血圧に問題が出ているはずです。

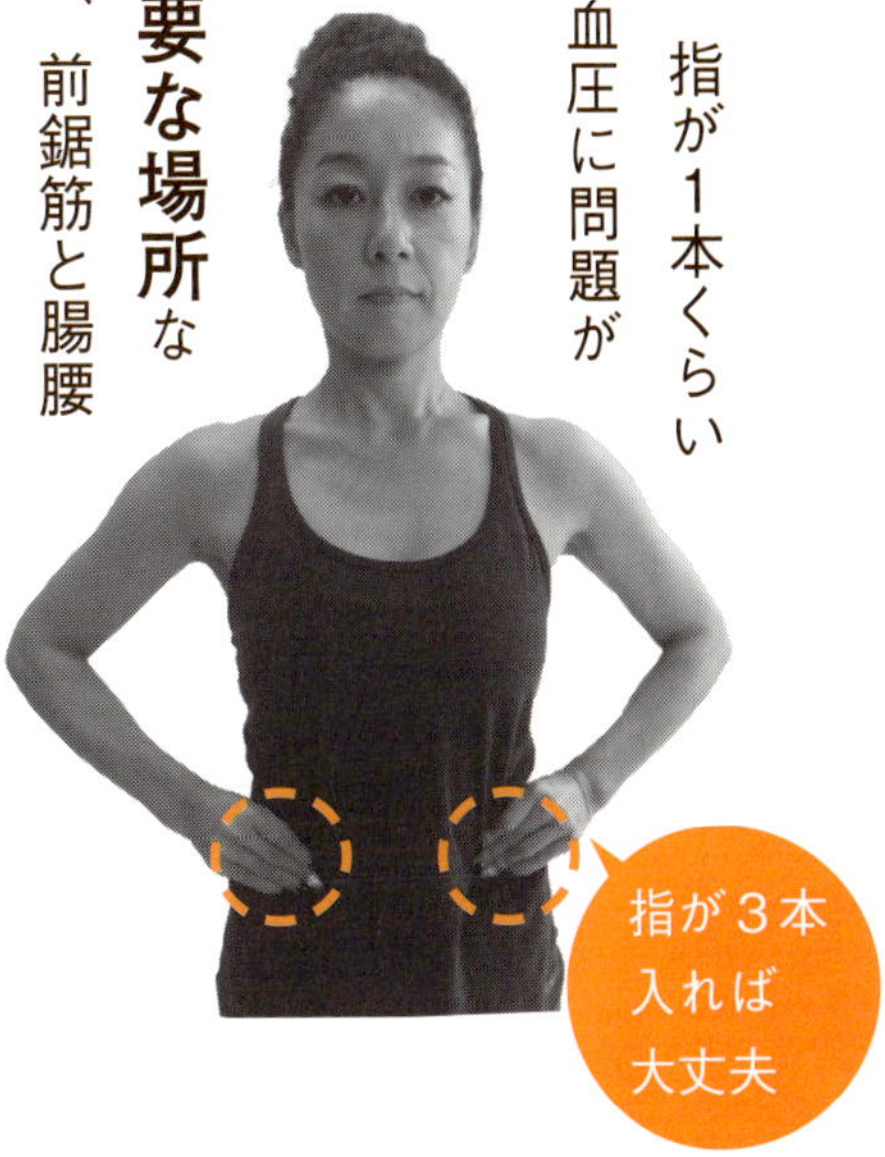

側腹という場所は、整体学的に非常に重要な場所なのです。既に述べた、前鋸筋と腸腰筋を結ぶ場所だからです。

また、この場所は胸椎10、11番の腎臓の状態を表していて、体の流れを司っています。腎機能の低下と高血圧との因果関係は、西洋医学の世界でも述べられていますが、整体学的には側腹が硬直すると、体の反りの動きがなくなってきます。それに伴って、側面の伸びがなくなってきて、背骨全体が硬くなってきます。

そうなると血管自体の伸びもなくなってゆきます。血圧が高くても血管の柔軟性があれば問題ありませんが、背骨全体が硬直すると血管自体が硬くなってゆきます。

自己矯正

41ページの左右開脚前屈体操を行なってください

症状7 椎間板ヘルニア、座骨神経痛、脊椎管狭窄症

「椎間板ヘルニア」とか、「脊椎管狭窄症」という呼び名はよく聞きます。これらは、背骨の椎間板という軟骨が飛び出している、または、脊椎の椎骨と椎骨の間が狭くなっているという意味です。

なぜ、椎間板が飛び出したり、椎骨間が狭くなってしまうのでしょうか。その理由こそ本質的原因のはずですが、そのことには医者は言及しません。老化の一言でかたづけてしまいます。

また、ヘルニアや狭窄症の手術をして良くなったという話は、私はあまり聞いたことがありません。

つまり何が言いたいのかといいますと、部分的に壊れたのでしたら、それは部分的に修復すれば元に戻るはずですが、部分的に背骨をくっつけたり削ったりして神経の通り道を作っても、痛みは再発するし、結局、酷くなる人が多いというのは、やはり、**局所が問題ではない**からではないか、ということです。

背骨は万病の元……ではなく、背骨は肩胛骨と骨盤をつないでいる支柱ですから、背骨のゆがみのところで前述しましたように、**背骨は脚の伸びや肩胛骨の可動性を付けることによって、いくらでも柔軟性を取り戻し弾力が出る**ものです。

つまり、脊椎が狭窄したり椎間板がつぶれたりするのは、脚の伸びがなくなり腰が下がり、肩胛骨が外に開いている体型になっているからなのです。その体型を残したまま、腰を部分的に手術したところで、また、負荷は背骨・腰骨にかかってきます。だから、外科的なものでは良くならないのです。

椎間板ヘルニアや脊椎管狭窄症の人も、側腹が硬直して非常に狭いというのが特徴です。

そして、やはり、そういう人は、股関節の内股が非常に硬く左右開脚が苦手です。また、肩胛骨が外に開いていますので、前鋸筋が使えなくなっています。

自己矯正

後ろ手を組む体操（49ページ）を普段から行なっていれば、胸郭の弾力で、なんとか脊柱は狭窄しないで済みます

症状

⑧ 五十肩、股関節癒着

肩関節や股関節という大きな球関節は、ホルモンの状態が色濃く反映されます。つまり、胸椎10、11番の腎臓系を頂点に背中が曲がり歪んでくると、肩胛骨と股関節もXの連動性によって、そのバランスが崩れてくるのです。

内股に力がなくなり、肩胛骨の前鋸筋にも力がなくなって使えなくなってゆきます。まるで、コンセントが外れて使えなくなったかのように、急に肩が痛み出し動かなくなるのです。それが、五十肩です。最近では、バイアグラの使用によって肩の痛みを訴える男性もいます。

腎臓の上には副腎という内分泌器官が付いています。腎臓が悪くなれば、当然、上に乗っかっている副腎も機能的に衰えてゆきます。

腎臓や副腎は整体学的に、全体的なホルモンを司っている場所でもあります。まさに、**五十肩や股関節の癒着は、ホルモンバランスの急激な低下が起きている状態**なのです。つまり、一言で言って、「老化がやって来た」ということになります。

しかしながら、人の体というものは不思議なもので、あるものを犠牲にして、あるものを守ろうとします。つまり、肩や股関節を犠牲にして、もっと生きるために大事なものである心臓や肝臓(頭)を守ろうとするのです。

体の左は心臓、右は肝臓(頭)という連動性があります。そのため、元は腎臓のある胸椎10、11番の過労ではありますが、心臓を止めないため左の肩関節を動かさないようにしたり、左の股関節を動かさないようにするのです。

同じように、肝臓や頭の機能を止めないようにするために、右の肩関節を動かさないようにしたり、右の股関節を動かさないようにするのです。

ですのでまず、**腎臓を過労させている要因を、ひとつずつ取り去る**ことをしなければなりません。

五十肩や股関節が癒着する人は、やはり、生活の中で、股関節の内股の伸びを感じたり、肩胛骨の動きを感じたりということがありません。自分の体にもっと向き合って身体感覚を磨くことをしなければいけないのです。

自己矯正

股関節の内股、側腹、脇腹の伸び(側屈)のために左右開脚側屈体操(37ページ)を入念に行なう必要があります

症状9

糖尿病（2型）、関節リウマチ、甲状腺の問題

ここで述べる糖尿病はいわゆる生活習慣病と呼ばれる2型糖尿病のことです。

糖尿病と関節リウマチ、甲状腺の問題には非常に似ている体の特徴があります。

それは、腰椎4、5番の右側の、二側の腸骨の縁に異常な硬直（硬結）があり、胸椎10、11番（腎臓系）を頂点に背中が曲がり、その両側が異常に硬直していることです。

体の右側の異常な硬直というのは、精神的な状況とも相関関係にあって、精神的なストレスの分散ができない状況を長年引きずっていることの表れでもあります。

この硬直が、頸椎2番の3側（上頸）にまで上がっている人は、精神的にも肉体的にも非常に疲れている人であって、しかも、分散ができない形になっています。ですから、自分の殻に閉じこもり、他を拒否してしまうようになります。

甲状腺・腎臓（副腎）・卵巣は、整体学的に連動しています。骨盤が歪み、腎臓が歪めば、甲状腺のゆがみに繋がってゆきます。腎臓を中心にして、甲状腺と卵巣は、連動して性の世界とも関係しています。

2型糖尿病、関節リウマチ、そして、甲状腺の問題を抱える人の共通点というのは、体の構造的なゆがみの共通点ばかりではなく、そこには、**性的なエネルギーの分散の不具合というものが共通して体の奥底にある**ように思います。

人間ですから誰にも性的な世界は存在しています。性的なエネルギーは、男女共に持っています。そういったエネルギーを自ら隠したり、または、隠さなければならない状況は、肉体的なゆがみとして表れてしまうのです。

性に対するコンプレックスというものが病気という形に移行してゆくことは、実はたくさんあり、そういったエネルギー分散の不具合の典型が、この3つの形だと思います。

ちなみに、関節リウマチの女性は、夫婦関係や親子関係といった、特に家庭内にストレスを抱えている場合が圧倒的に多いと感じています。

自己矯正

このような方たちは、環境や考え方を変えてストレスを溜め込まないようにすることが第一の治療法だと思います

症状10 静脈瘤

なぜ、静脈瘤は、脚全体ではなくて膝から下にできるのでしょうか。

その答えは、膝が捻れて曲がっているからです。**静脈瘤ができる人の多くが、膝の後ろが伸びず、X脚の傾向があります。**膝から下が捻れているから、膝下から上に上がる流れが滞ってしまうのです。

このことを理解すれば、レーザーで焼いても、血管を取っても、事の本質は変わらないことが分かります。外反母趾の傾向と同じです。

膝後ろがよく伸びていて、脚がまっすぐであれば、腰も反っています。そのような人に静脈瘤はできません。

自己矯正

前後開脚の体操（35ページ）とカエル足体操（42ページ）を行なってください

症状11 脳卒中（脳梗塞・脳溢血）

脳卒中を起こしやすい典型的な体の特徴は、**肩甲骨が外に開いて、首の両側が硬く、後頭部の縁と盆の窪が埋まっている**というものです。

体のゆがみは必ず連動的に頭に波及してゆきます。体が歪んでいるのに頭は歪んでいないという状態は、まずありません。

ですので、脳卒中を起こすような人は腰の状態も相当悪いのです。腰も背中もカチカチです。

硬直もひとつのゆがみです。脳卒中になる第一の条件としては、股関節の内股の硬さにあります。股関節の内股の硬さが腰を後弯させ、背中を硬くし、肩甲骨がさらに外に開いてゆくのです。

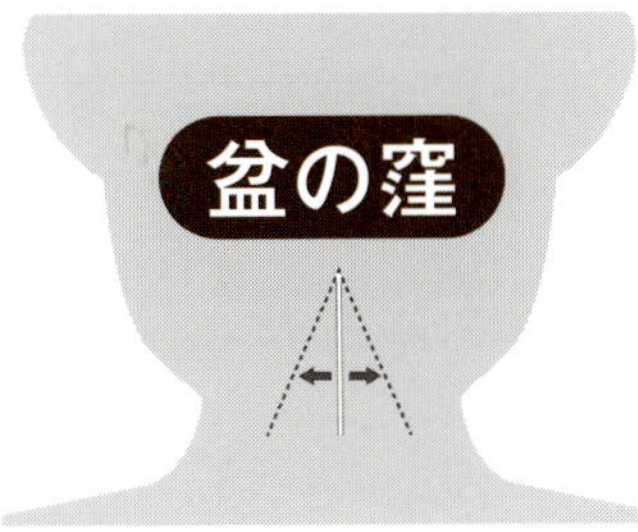

自己矯正

脳卒中の予防には、後ろ手を組む体操（49ページ）が効果的だと思います。これができればまず脳卒中や脳の問題から離れることができます

症状12 心臓病、乳癌

これまで何度か、「体の捻れゆがみの状態が続くと、右肩が前に入ってゆき、左肩が上に上がってゆく」と述べましたが、心筋梗塞等の心臓病を起こす傾向の人のほとんどは、後ろから見ると、左の肩が上がっています。乳癌の人も同じような傾向がありますので、心臓病と乳癌を一緒に述べてみたいと思います。

私の整体の臨床経験では、心臓病や乳癌の人は、共通して必ず、背中の胸椎8、9、10、11番の右側が硬直しています。つまり、**心臓病や乳癌の人は、体の右側の硬直を改善しなければならない**と言えます。

このように心臓病も乳癌も共通して胸郭の捻れがあるのですが、異なる点もあります。

心臓病に入る人の多くは、左の腰が下がっていて、左股関節に癒着が起きているケースがみられます。ですので、心臓病に入る傾向の人は、胸椎12番から腰椎5番の左の筋肉が右に比べて盛り上がって硬直しています。

心臓病の体

乳癌の人の傾向としては、胸郭の捻れに加えて骨盤そのものの捻れが顕著だと思います。つまり、仙骨までもが傾いているのです。

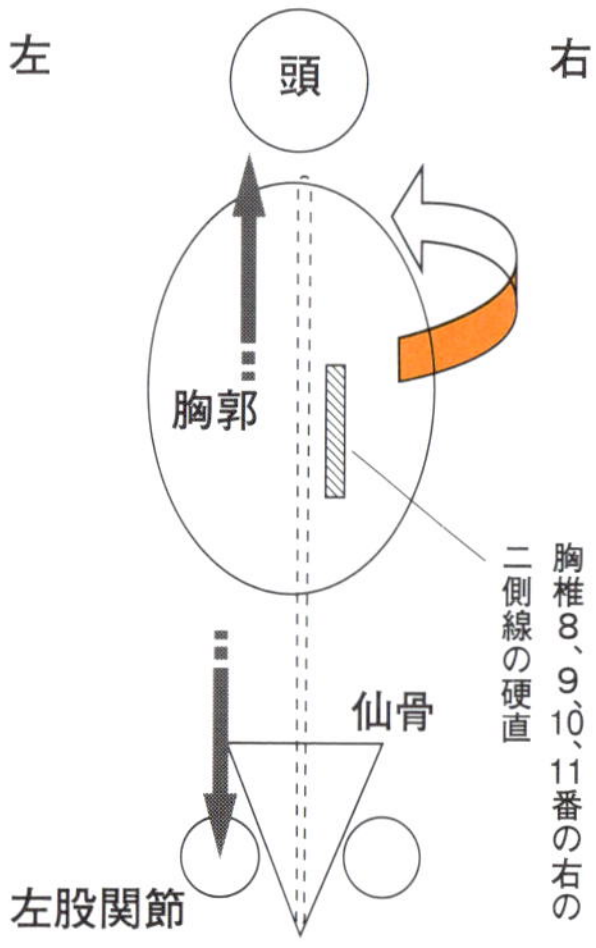

乳癌の体

まとめると、心臓病の体は、胸郭が捻れていて左の腰や左股関節という体の縦方向（上下の方向）に引っ張り合いが生じている体で、乳癌の人の体は、胸郭の捻れと骨盤の捻れの、体の横方向の捻れが顕著だと言えます。

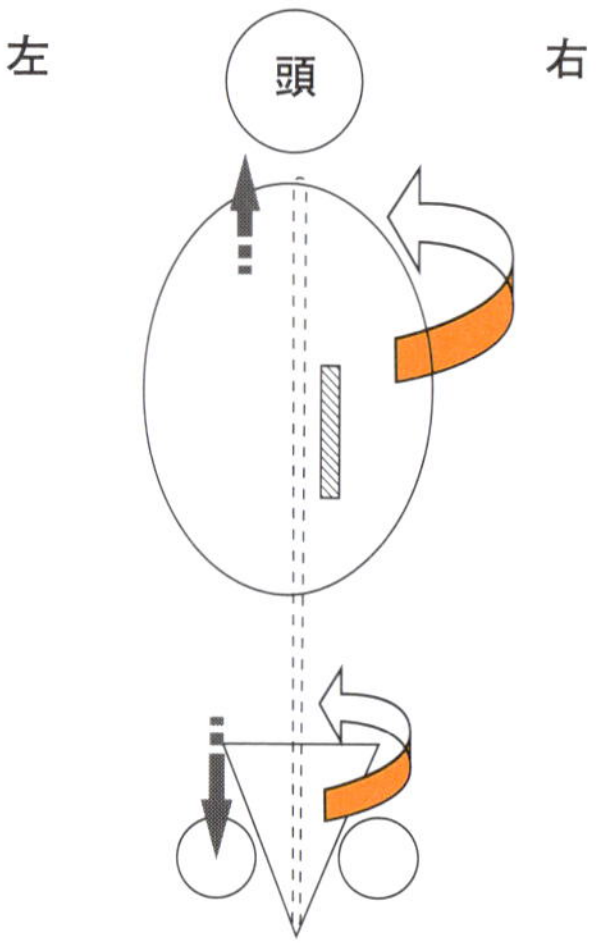

私の整体学では、さらに、どうしてそこまで体が捻れてしまうのか、その要因は何であるのを追究してゆくのですが、今までの私の経験では、乳癌を発症してしまった女性は、やはり、何かしらのストレスを抱えている場合が非常に多いというのが本当のところです。

胸郭が捻れてしまうほどのストレス。

「感情は胸に宿る」とはよく言ったもので、女性特有の感情が、やり場のない方向に向かい、その滞った感情のひとつの表現が、右の肩を前に入れ、胸郭の捻れとなって表れる、とでも言いましょうか。

乳癌を発症してしまった方はそういったことを自覚することも必要です。家庭や仕事の人間関係にストレスがあるのかもしれません。それでも自分なりに精一杯頑張ってやってきたと本人は言うかもしれません。しかし、その疲れやストレスを体に溜め込んでいる状況は、自分が作っていると自覚すべきでしょう。

自己矯正

体操は側屈の体操（36ページ）、または左右開脚側屈体操（37ページ）を行なってください。右側面を伸ばすとよいでしょう

以上、体のゆがみと病症の関係性を整体学的に述べてみましたが、心と体は一体化しているという意味で、ストレスが体に入り込んで体を歪めるパターンが、いかに人は多いかということがお分かりいただけたのではないかと思います。

本当の健康とは、自分の本当の心と体を知り、自分の心と体に合致した世界を作り上げてゆくことだと思います。

与えられたそのままの健康などはありはしません。健康とは自分で作り上げてゆくものだと私は常々思います。

宮川整体／整体・健昴会（からだそだて整体学の健昴会）への問い合わせ
〒151-0063
東京都渋谷区富ヶ谷1-8-4
千田マンション203号
TEL／FAX03（3460）5435

【著者略歴】

宮川眞人（みやがわ・まこと）
1962（昭和37）年東京・新宿区生まれ。
早稲田大学第二文学部東洋文化専修卒業。
「身体論の構築と、自らの実践による証明」はライフワーク。
その研究の一環として、1998年、整体の施術所を東京・代々木八幡に開設。
現在、宮川整体／整体・健昴会代表。

○ＦＰＭ体操モデル　山本幸枝

ビジュアル版
ゆがみを直す整体学

2017年 1月27日　第一刷
2019年 6月 3日　第七刷

著　者　　宮川眞人

発行人　　山田有司

発行所　　〒170-0005
株式会社　彩図社
東京都豊島区南大塚3-24-4
MTビル
TEL：03-5985-8213　FAX：03-5985-8224

印刷所　　シナノ印刷株式会社

イラスト　梅脇かおり

URL http://www.saiz.co.jp　https://twitter.com/saiz_sha

ISBN978-4-8013-0196-2 C0047